解決へのステップ

アルコール・薬物乱用への
ソリューション・フォーカスト・セラピー

インスー・キム・バーグ
ノーマン・H・ロイス　著

磯貝希久子監訳

Ψ
金剛出版

SOLUTIONS STEP BY STEP
A Substance Abuse Treatment Manual

by

Insoo Kim Berg & Norman H. Reuss

Copyright © 1998 by Insoo Kim Berg & Norman H. Reuss
Japanese translation rights arranged
with W.W. Norton & Company, Inc.,
through Japan UNI Agency, Inc., Tokyo.
Printed in Japan

日本語版へのまえがき

　本書が日本語訳されることで，私の日本の仲間たちが，飲酒問題等の難しいケースの治療における，さらなるリソースとしてこの本を手になさることをとてもうれしく思います。

　ノーマン・ロイスは，素晴らしい夏山のハイキング，そして秋の彩りや冬のスキーでも有名な美しい土地，バーモントで活動し生活しています。ノーム（ノーマン・ロイスの呼称）と私はこの本を共著することにしました。それは彼が，深刻なアルコール・薬物の問題を抱えた人々との外来や入院治療において長年の経験を積んでいたからです。このような問題は，クライエントと家族の人生に悲惨な影響を与えています。一方，私はアルコールや薬物乱用に関連した他の重篤な問題でセラピーに来るクライエントと外来で治療をしてきました。この出会いが，とても素晴らしい融和を私たちにもたらし，この協同作業から多くを学ぶことができました。

　私たちはこの本を，ステップ・バイ・ステップでシンプルに，初回面接からセラピーの終わりまでの道案内として書きました。また問題飲酒者のアルコール乱用に影響を受けている家族を治療に引き込む方法，グループセラピー・セッションのやり方についても述べています。本書の中のたくさんの「臨床現場からのヒント」は，私たちが共に有益と思うことをまとめた，皆さんへ贈る小さな宝物です。クライエントが希望を見出すことができるように，この一つ一つのステップから，クライエントに敬意を払うやり方が皆さんに届くことを願っています。

2003年

ウィスコンシン州ミルウォーキーにて
インスー・キム・バーグ

目次

日本語版へのまえがき ································ 3
はじめに ·· 9

パート1
ソリューション・フォーカスト・セラピーを一歩ずつ

第 1 章　幸先のよいスタートで始めよう ················ 15
第 2 章　例　　外 ·· 30
第 3 章　クライエントにとって達成可能な解決 ········ 49
第 4 章　課　　題 ·· 58
第 5 章　初回面接以降 ·· 65
第 6 章　まとめとして：事例 ································ 77

パート2
特別な治療状況

第 7 章　"共依存"のクライエント ························ 121
第 8 章　常習再発者 ··· 124
第 9 章　資源としての家族 ·································· 133
第10章　命令されて来たクライエント ·················· 176
第11章　グループ・セラピー ······························· 184

第12章　アルコール・薬物乱用以外にも
　　　　複数の問題があるとき ……………………… 195

第13章　女性とアルコール・薬物使用 ……………… 204

あとがき　困惑はセラピストの最良の表現 ………… 213

付　録

アルコール・薬物常用者解決資源ワークシート ……… 217

アルコール・薬物常用者の回復チェックリスト
　　＆ワークシート ……………………………………… 218

成功予想スケール ………………………………………… 221

ソリューション・フォーカスト・セッション・ノート
　　…………………………………………………………… 222

ウイークリー・ワークシート …………………………… 223

カップル用回復チェックリスト ………………………… 227

監訳者あとがき ………………………………………… 229

参考文献 ………………………………………………… 235

索　引 …………………………………………………… 237

解決へのステップ

はじめに

　ケア・マネジメントが広範囲で認められるようになり，行動健康ケアの現場にこれまでにない挑戦がもたらされ，私たちは業務の再検討をしなければならない状況にいる。革新的で，コスト効率が良く，クライエント主体でなければならないというプレッシャーがますます強くなってきているのである。これらのプレッシャーのもとで，ソリューション・フォーカスト・セラピーは，本書に記述されているアルコール・薬物乱用問題の治療をうまく進めることができるものである。このモデルは，私たちがこの分野に取り組んできた最初の理由を再確認させてくれる。それはつまり，自分が何者でどんなふうに人生を歩みたいのかというクライエントの感覚を取り戻し，尊厳を回復するということである。このモデルはまた，実践においてこの理想を体現化している。

　すべての問題に，そしてアルコール・薬物乱用問題にも例外はある。例外とは，問題が起こっても当然のような時でも，どうにかして起きなかった時のことである。ソリューション・フォーカスト・モデルはこのシンプルな概念に基づいている。もちろんシンプルということがいつもたやすいというわけではなく，それは単純なことではない。

> **キーポイント**
> **違いを創る違い**
>
> 　解決構築は問題解決よりも効果的です。なぜなら，問題解決ではクライエントの弱点と欠けている部分に焦点を当てますが，解決構築はクライエントの資源と成功に焦点を当てるからです。

これはアルコール・薬物乱用問題においては特にそう思われる。多くのクライエントが，何年にもわたって苦闘し，回復の試みに何度も失敗を繰り返した後，私たちの所へやって来る。しかし，アルコール依存症者は一日中酒を飲んでいて，薬物依存症者は意識がもうろうとしているか"ヤク中"だという一般的な神話とは異なり，彼らにも何か違うことをするためにどうにか対処し

た時がある。その詳細を見い出し，これらの"例外"について豊かな物語（White & Epston, 1990）を語るようにクライエントを援助してほしい。例外について語ることで，たとえ他の人たちが彼のことをどうしようもなくて救いがたいと諦めた時でも，彼が自分自身を信じられるような励ましとなり，モチベーションの強力な資源となるだろう。

アメリカやヨーロッパでの臨床現場において，クライエントが彼らの人生において著しい変化を創り出すのを私たちは観察してきた。これらの変化のいくつかは信じられないほどだった。長期のアルコール依存症者が，ある朝目覚めて完全に酒をやめたと報告することもあった。正式なアセスメントや診断や専門家による治療計画なしに，酒をきっぱりやめたり禁断症状が止まったのである。私たちはどうやってそうできたのか不思議に思った。専門家の貴重な指導もなく，どうやってクライエントは回復し始めることができたのだろう？ そこで，「どうやってやったのですか？」と彼らに尋ねてみた。彼らは一歩一歩彼らの人生を再構築した方法について驚くべき話をしてくれた。それから私たちは，これらの人々が"自分で変わる人たち"（Sobell & Sobell, 1978；Sobell, Sobell, Toneatto, & Leo, 1993）と呼ばれていることや，彼らの治癒法を学んでいる専門家がたくさんいることを知った。

本書には，クライエントが過去の成功のストラテジーを利用し，人生において解決を構築するための援助方法が書かれている。記述されているモデルは，何年にもわたり私たちが注意深くクライエントに耳を傾けて得たものから成り立っている（de Shazer, 1985, 1988, 1991, 1995；Berg & Miller, 1992；Cabié, 1995；DeJong & Berg, 1997）。専門家が関わるうえでの，クライエントの願い，要求，望み，夢，そして苦情も聴いた。また，どんなに小さくて一見取るに足らないものであっても，彼らの成功に注目した。本書のパート１では，典型的な事例を通して，最初の電話がかかってきてから終結までを一歩ずつ案内しよう。パート２では，特殊な治療場面でのソリューション・フォーカスト・セラピーの応用を紹介する。その中で，たくさんの有益ですぐに役立つヒントを"キーポイント"として提供し，あなたの悩んでいる質問にもお答えしよう。

この本は，ある臨床家にとっては，問題解決アプローチから解決構築アプローチへと旅をする，さらなる一歩になるだろう。今もまだ伝統的治療アプローチを実践している人たちには，クライエントに対する全く新しい考え方と，彼らが人生においてどうやって変化を創り出しているのかを紹介できるだろう。クライエントが自分で自分を助けることを支援するというこの冒険に，私たちと一緒に参加して下さい。

パート1

ソリューション・フォーカスト・セラピーを一歩ずつ

第1章
幸先のよいスタートで始めよう

　ほとんどのクライエントが，酒をやめなくてはと毎日自分に言い聞かせている。ある人たちは，寝る前に「神様，どうか酒をやめさせて下さい」とお祈りし，またある人たちは湯気の立ちのぼる風呂場で鏡に映った自分の姿を見て，毎朝自分にそう言い聞かせている。ある女性が，今日我々に援助を求めて電話をかけてきた。彼女にはそうしようと思ってもできなかった日々があったからこそ，今日それを実行できたのである。回復というのは，クライエントが我々のオフィスを訪れた日に始まるのではないし，ましてやその人が実際に酒を飲むのをやめた日から始まるのでもない。回復は，その人が「お酒を飲むのをとにかく何とかしなければ」と初めて考えた，まさにその日に始まる。この変化は，援助を求める電話をかける前にすでに起きていることなので，これを活用しない手はない。たとえクライエントが強制されて面接を受けに来たとしても，あるいは彼女は誰かをなだめるため，例えば夫が彼女を非難するのをやめさせるだけの目的で電話をしてきたに違いないと考えたくなるような時であってもである。彼女が電話をかけようと考え，実際にこの電話をかけてきたということは，今までとは違うことをしたことになる。そして彼女は，今までの試みがうまくいかなかったことを認めたからこそ，そうしたのである。今や行動は起こされたのだから，我々は彼女が回復に向けて既に歩み出したこの重要な一歩を活用する方法を考えなくてはならない。我々は，この最初の一歩を"治療前の変化"と呼び，クライエントがどうやってこの最初の一歩を踏み出せたの

> **キーポイント**
> **治療前の変化を逃さないこと**
>
> 　予約の電話の際には，クライエントの生活の中で今起こっていることで，これからも続いてほしいと彼らが思うことを見つけ，それに注意を払うように頼みましょう。クライエントとの初回面接では，これからも続いていく価値があることを詳細に見つけ出すのを忘れないで下さい。

かを，できるだけ知りたいと望んでいる。

　治療前の変化は，我々が気づいているよりももっと頻繁に起きている。カリフォルニアのカイザー・パーマネント病院のモーシィ・タルモン（Moshe Talmon）は，1980年代後半にこの現象に気づいた。これを利用するために，彼は予約の電話と最初の面接の間に課題を出し始めた。これをしてみると，たった1回の面接の後で自分の問題にうまく対処できる自信がつき，満足したと感じるクライエントの数が増えたのである（Talmon, 1990）。クライエントは，ほんのちょっとした後押しがあれば，自らスタートした望ましい方向に進み続けて行くことがよくある。ソベルらは，こういった人たちを"自分で変わる人たち"と呼び，彼らの研究をした（Sobell et al., 1993）。こういった自分の力で変わっていった問題飲酒者たちは，決して我々のオフィスにやって来ないし，援助を求めたこともないので，我々は彼らを知らない。ところが，ソベルらの知見によれば，長い歴史を持つ重篤な問題飲酒者であっても，飲酒も生活のコントロールも手に入れることができるのである。

アルコール・薬物乱用者の解決資源ワークシート

　ノームは，アルコール・薬物乱用者の解決資源ワークシート（competency worksheet）を作成した（付録参照）。このワークシートは，最初の面接の前に郵送されることもあれば，初回面接の時に，彼らがアルコール・薬物乱用問題に対してすでにやり始めていることに気づいてもらうための道具として利用されている。このワークシートを活用するにあたって，いくつかの提案がある。

1. 文字が読めない，あるいは指示が理解できないと思われるクライエントのためには特別な手伝いが必要だろう。インテークの際に，それに注意深く対応できるように，我々はスタッフをトレーニングしてきた。「この記入用紙はとても複雑ですよね」「この書類ときたら，まったく全部書かなくちゃいけないなんてね。何かお手伝いすることはありませんか？」「近頃はカウンセラーと話をするには，その前に家のことから一番上の子のことまで何でもかんでも教えなきゃならないんですよね。こんなしょうもない質問ば

かりして。説明が必要なところがあったらおっしゃって下さいね」と声をかけて手伝うようにしよう。

2. 文章記入式の質問でどう答えていいか分らなかったり，ためらっているクライエントには，回復のチェックリスト（付録参照）を利用するのがベストである。これを使えば，クライエントは自分の状況にふさわしい項目をチェックできる（これについては次に説明する）。

3. その名前が示すように，このワークシートを使うと，初回面接を始めるにあたって，クライエントのサクセス・ストーリーについて話し合いやすくなる。これを使うと，まず自分の失敗，苦痛，悲しみ，恥について白状しなければならないと思って，クライエントが細かく長々と話す暴露話を飛び越し，可能性のある解決を考えることができるからである。

4. ワークシート（そしてチェックリスト）を見直すときに，次のような質問を試してみよう。「それを書いてみていかがですか？」「ご自分のペースを"落とす"のがうまくいくと，どうやって分かったんですか？」「わあ，すごい。スコッチを一口やる前に生野菜を先に食べるなんて，どうやって思いついたんですか？」「欲しくても5分間我慢すればなんとかなるさと自分に言い聞かせるために，他にどんなことをしたのですか？」という質問である。クライエントが記入したワークシートに対してこのような質問で返すことは，"誉める"ことと同じくらい強力に作用する。

治療としての情報収集

治療前の情報を集めるには，通常はインテーク用紙を用いる。住所／氏名／性別／年齢などの情報に加えて，たいていのインテーク用紙には，クライエントが過去と

臨床現場からのヒント
幸先のよいスタート

クライエントが初回の予約のために電話をかけてきたときに，インスーの受付は次のように伝えます。「ご予約は水曜の午後2時で，インスー先生の担当になります。インスー先生から，今から今度お会いするまでの間，あなたの生活でうまくいっていることに，注意を払っていて下さいとのことです」

現在に使用した物質，アルコール・薬物乱用がある場合にはその乱用量と頻度，今までのアルコール・薬物乱用歴についての質問がある。さらに，アルコール・薬物乱用の結果体験したすべての問題も尋ねられる。これらの情報が集まると，アルコール・薬物乱用治療の伝統的な専門家は，この情報に対して独特な考えを示す。彼らはこれをすべて嘘だと考え，クライエントが使用した物質の数，量，頻度を少なめに報告しているとか，乱用したことによるネガティヴな結果を最小限に報告しているとクライエントを責める。アルコール・薬物乱用の分野（そして精神保健分野は概して）は，クライエントの楽観的でポジティヴな報告を信じない唯一のヘルスケアの分野である。クライエントの与えてくれた情報に疑いの眼を向け，信じないというのがずっと昔からの伝統である。我々はこの現象を見定め，クライエントのアルコール・薬物を乱用するあるいは乱用しないという報告を信じることにした。このおかげで，我々はクライエントと協同関係を結ぶことができ，そうすると今度は仕事がより早くうまくいくようになった。我々が治療でのクライエントのパートナーとなったからである。

> **臨床現場からのヒント**
> **書類を書いていると治療ができない**
>
> 治療は早くしろと要求されるし，それなのに管理組織や第三者の支払い機関からすべての書類をきちんと書けと言われるしという不満を，クリニックや機関で働いているセラピストからよく聞きます。両方はとてもできないと彼らは言います。そうでしょう。しかし，私たちはこう提案したいのです。最初にクライエントに，大体何セッション書類を記入するのに使うのかを伝えましょう。その後，こう尋ねて下さい。「ここに来た甲斐があったなとあなたが思えるには，次の3回のセッションでどういうことが達成できたらいいでしょうか？」書類書きの苦行が終わる頃に，もう一度この質問に戻り，尋ねてみましょう。「1から10のスケールで，1が前回お会いした時で，10は目標を達成していて今までの時間に意味があったと思える時とします。今日はどこにいるでしょうか？」さあ，深く座り直し，その答えに驚く準備をしましょう。

クライエントが望むものを査定する

通常のアルコール・薬物乱用の情報に加えて，クライエントが援助を

求めて電話をしてきたのは誰の考えなのかを知るようにしよう。建築現場で働く人が建築計画を概観するために青写真を眺めるのと同じように，治療を概観するために，クライエントが援助を求めてきた環境を眺めるのである。その情報が得られると，クライエントとセラピストの関係性が分かる。関係性が分かれば，何をすべきか，あるいは何をすべきではないかが見えてくる。二つのクライエント・セラピスト関係がよく知られている。すなわち，カスタマー・タイプとビジター・タイプである。クライエントが自分が問題を抱えていて，それを治したいと言う時，あるいは問題を抱えた家族について援助を求めている時には，セラピストとクライエントはカスタマー・タイプの関係性にある。このクライエントが強制されて来たとしても，治したい問題のために今自分の意思で来たのならカスタマー・タイプの関係性にある。クライエントが我々に他の誰かを援助して欲しいと言う時も，やはりカスタマー・タイプの関係性である。このクライエントは，自分がしてきた努力では期待した結果が得られなかったことを理解し，新たな努力として我々に援助を求めているのである。アルコール・薬物乱用をしている子供やパートナーを持つ両親や配偶者の場合によく見られることである。これらのクライエントは，もっと効果的な援助の仕方を我々に教えてもらいたいと望んでいる。

　予約の電話をかけているクライエントが，なぜ自分がそうしているかさっぱり分っていない時（彼が分っているのは，親や保護監察官やソーシャルワーカーや教師など誰かに電話をして治療を受けるように言われたということだけである），我々はビジター・タイプの関係性にあるといえる（Berg, 1994 ; Berg & Miller, 1992）。

　我々がはじめに，クライエントとどういうタイプの関係性にあるかを分かっていると，初回面接のペースを調節できる。カスタマー・タイプの関係性にあるときは，初回面接の目標が設定しやすいし，ペースも速くなる。この状況にあるクライエントは，自分の人生あるいは自分の愛する人の人生をより良いものにするために，今までとは何か違うことをする準備が整っている。ビジター・タイプの関係性にあるときは，初回で目標設定をすることは難しいだろうし，ゆっくりと支持的なペースで

進む必要がある。

　クライエントと最初にどういう関係性にあるかを知ることは，治療のために出す課題を決定することにも役立つ。ソリューション・フォーカスト・セラピーを用いることは，セラピストにとって不安を感じさせるかもしれない。ミルトン・エリクソン（Milton Erickson）は最初のソリューション・フォーカスト・セラピストだと見なされているが，クライエントと治療を行う際の理論を尋ねられた時に，彼はそれぞれのクライエントに対して新しい理論を考えていると答えた（Haley, 1993）。ソリューション・フォーカスト・セラピーの考え方をするということは，治療を進めながらその方向性を創っていくということであり，それが定まるまでは，自分たちがどこに向かっているのかはっきり分らないかもしれない。クライエントとどういうタイプの関係性にあるかを知ることで，我々は安心感を持つことができる。我々は"知らないということ"に耐えなければならないが，少なくても次のことは知っている。すなわち，カスタマーがカスタマーであり続けるように援助し，ビジターが自分の人生をどう変えたいのかが分かるように援助するのがセラピストの仕事だということである。ピーター・キャントウェルは，"一歩後ろから導く"（Cantwell & Holmes, 1994）というスーパービジョンの新しい考え方に触れているが，この考え方は我々の治療実践にも当てはまる。セラピストは，"肩を軽くポンと叩く"（Berg, 1994）ような質問を用いて，一歩後ろからリードし始めてほしい。これはクライエントがセラピストのオフィスを訪れる前にも始めることができる。というのは前節で説明したように，より望ましい人生に向かうクライエントの旅は，最初の電話をかけてくる前に，すでに始まっているからである。

　この類のアセスメントの悪い点は，臨床家というものはクライエントを診断し，レッテルを張るように訓練を受けているため，クライエントをすぐに"ビジター"だと考えがちなことである。残念ながらこれは，セラピストの変化に対する肯定的で楽観的な期待を損なわせ，ただ座ってクライエントが"カスタマー"になるのを待つということになるかもしれない。次のことを強調しておきたい。それは，"カスタマー"と"ビジター"は，セラピストとクライエントとの**関係性のタイプ**を記述

した言葉だということである。この関係性を理解することは，セラピストが自分のもつすべての技術を利用し，治療における現実的な目標をクライエントが達成する手助けをするために必須のことである。我々は実際，訪ねてきたクライエントのことを話す時に"隠れたカスタマー"と呼ぼうと戯れに考えた。というのは，すべてのクライエントは何かを欲しており，彼らが欲しているものが何かを見つけるのが我々の仕事だからである。

サービスへの要望についての有益な質問

以下に示す質問は，セラピストの臨床的な直感と判断で，それぞれのクライエントに合わせられるように考案されている。何度も繰り返すが，解決を構築することは，どれに対しても同じアプローチをすることではないし，一つの型ですべてに万能なやり方ということでもない。それぞれのクライエントは，たった一度の人生というユニークな実験を生きる存在である。そして我々の質問は，オーダーメイドでぴったりとフィットした解決を創り出す助けになるように考案されている。質問は，一人一人のクライエントに合わせて誂えられるべきである。つまり，クライエントの言葉と考えに注意深く耳を傾け，それらを以下の質問の中にうまく溶け込ませることが必要である。

○援助を求める人からクライエントが送り込まれてきた時
　1．今日私に会おうと思ったのは，どなたのお考えです

臨床現場からのヒント
インテーク用紙の記入

1. クライエントが，あなたに手伝ってもらわなくても自分たちで記入できるようなものを作成しましょう。
2. 用紙をクライエントに郵送して，自宅で記入してもらい，初回面接の時に持ってきてもらいましょう。そうすることで貴重な面接時間が節約できます。
3. 初回面接の30分前に来て，用紙に記入してもらいましょう。
4. 読み書きのできないクライエントが用紙に記入するのを手助けするために，読み手を用意しましょう。
5. インテークの項目をコンピューターに入力しておきましょう。クライエントにとっては，項目を記入することが珍しくて面白いかもしれません。しかもそうすることでデータの集計が容易になります。

か？
2. ＿＿＿＿は，どういうことからあなたがここに来る必要があると思っているのでしょう？
3. 私に会いに来るのは良いことだという＿＿＿＿の考えに，あなたは賛成なさいますか？
4. どういうことが起きれば，これがあなたの役に立ったと＿＿＿＿はおっしゃるでしょうか？
5. あなたがこんなふうに変化していると彼／彼女が思えた時には，＿＿＿＿は今までと違うどんなことをしているでしょうか？
6. そのことは，あなたにどんなふうに役に立つでしょうか？
7. たとえどんなに小さくても良いんですが，今現在あなたが起こしている変化はどんなことでしょう？
8. どうやってやるのか教えていただけますか？
9. これらの小さな変化を起こし続けるには何が必要ですか？
10. あなたがそれを３／６／９カ月続けたとしたら，あなたの人生はどんなふうに変わっているでしょうか？
11. その時にあなたの人生がどう変わっているかについて，あなたの＿＿＿＿は何と言うでしょうか？
12. ＿＿＿＿がどんな違う行動をとることで，あなたは彼／彼女がこれらの変化に気づいたんだなと分かるでしょうか？

臨床現場からのヒント
クライエントの協力と満足を高める

新しいクライエントのためにビデオを作りましょう。クリニックが何を行い，他の人たちをどのように援助してきたか，そして治療によりクライエントが何を期待できるかを説明するビデオです。初回面接を待っている間にクライエントに見てもらえるように準備しておきましょう。

○クライエントが自ら治療を求めている時
1. ここに来て良かったと言えるためには，今日どういうことが起きればいいですか？
2. そうなったら，あなたの生活はどんなことが違ってくるでしょう？

3．あなたが変わったことに，誰が一番気づきますか？
4．彼／彼女はどんな違うことをするでしょう？　あなたとその人との関係にどんな違いが生まれるでしょう？
5．今日ここに来たのは正解だったと思えるためには，他にどんなことが違ってくればいいのでしょうか？
6．あなたの人生がうまくいくために，私にどんなお手伝いができますか？
7．正しい方向に向かうために，進むべき最初の小さな一歩は何でしょうか？
8．あなたがその方向に進み続けるために，何が必要ですか？
9．3／6／9カ月たったら，あなたはどんな違いに気づくでしょうか？
10．今日この変化を起こすことが，どんなふうにあなたの役に立ちますか？

回復のチェックリスト

　治療前の変化の情報を集めるのに役立つものをもう一つあげると，アルコール・薬物乱用者の回復チェックリストとワークシートがある（付録参照）。ほとんどの臨床家は診断用のチェックリストにはなじみがあるが，それは症状や障害を示す反応を引き出すように作られている。ベックの抑うつスケールや，ミシガン・アルコール・スクリーニング・ツールなどが診断用のチェックリストの例である。回復チェックリストは，診断用チェックリストの対極にあるものである。つまり，そのリストは解決の症状，例えば例外，成功，クライエントが自分自身で始めた治療前の変化を示すような反応を引き出すように考えられている。我々はクライエントが"プロブレム・トーク"（Furman & Ahola, 1992）に入る前に，この回復チェックリストを使って，クラ

> **キーポイント**
> **治療関係**
> 　ポジティヴに作用している治療関係は，「薬を楽に飲める」ようにはしてくれますが，変化を生み出すわけではありません。何か違うことをすることが，変化への道です。

イエントが自ら回復に向かって歩み出したことについて話し合う。それによってクライエントの自尊心が高まり，治療の良き協力者になろうという動機も高まる。

回復チェックリストをどのように活用するか

このチェックリストは，二つのパートから成ることに注意してほしい。最初のパートでは，クライエントは回復に共通する五つのカテゴリーで自分がうまくやれている項目を評価する。評価スケールは「**全くない**」から「**いつも**」の間が5段階に分かれている。「1」あるいはそれ以上の数字でチェックされたものは，うまくいっていることを示す。というのは，「1」は「全くない」状態よりも改善していることを示すからである。会話しながら，次のように尋ねることで，これらの小さな成功に触れるとよいだろう。「アルコール・薬物を乱用してしまうかもしれない状況を避けることができる，という項目に4をつけていらっしゃいますね。最近それができた時のエピソードを教えていただけますか？」

2番目のパートでは，クライエントは小さな改善が大きな違いを生む場合を述べることになる（チェックリストに乗っている項目に限るよう我々は指示している）。その項目の評価がどうだったかに関係なく，四つの項目を選んでよ

臨床現場からの質問

「ソリューション・フォーカスト・セラピーはケア・マネジメントの要請に合うように発展したのですか？」

ソリューション・フォーカスト・セラピーとブリーフセラピーとの区別を注意深くつけて下さい。多くのブリーフセラピーは，ケア・マネジメントの要請に合うように発展してきました。ソリューション・フォーカスト・セラピーは，ブリーフ（短期）になるために発展してきたものではありません。このモデルには25年以上の歴史があります。私たちは自分たちのアイディアをいろいろ試してきましたが，そうするとクライエントの回復が早くなっていったのです。技法が洗練されていくにつれ，面接回数が減っていきました。ソリューション・フォーカスト・セラピーの発展のある時点では，意図的に治療を長引かせようともしてみました。この実験は裏目に出て，実際には治療はさらに短くなったのです。ソリューション・フォーカスト・セラピーの手法に従えば，わざわざブリーフセラピーを自らに強いなくても，治療は自然に短期になることでしょう。

いことにする。クライエントによっては自分が低い評価をつけた項目を選んだり，高い評価をつけた項目を選ぶクライエントもいる。項目の選択はクライエントに任せる。最後に，クライエントに短い説明を書くように依頼する。その説明文では，自分が選んだ分野での改善がアルコール・薬物乱用にどのような違いを生んだのかを書いてもらう。

達成可能なゴール

　セラピーを先に進める前に知っておくべきことがある。それはクライエントが，治療が終結するときの判断基準をどう考え，終結した時の自分の生活をどのように思い描くかということである。始めてもいないのに，終結について語るのは奇妙に聞こえるかもしれないが，そうすることでクライエントは，自分が治療のペースと道筋を決められるのだと知る。終結の基準については，治療が進む前に話し合いを始めておくべきであり，面接期間中もずっと話し合いを続けなければならない。

　クライエントとカスタマー・タイプの状況にある時には，クライエントが望んでいることが分かりやすい。クライエントが教えてくれるからである。クライエントが何を望んでいるかを話してくれた後で我々がすることに，伝統的な治療になじんできたベテランのアルコール・薬物乱用者たちはびっくりする。それは，彼らが望んでいると言うことに我々が賛成するからである。どんなことであれ，クライエントが望むものがあれば，セラピーはそこから始まる。ケア・マネジメントでは治療期間が限定されるが，クライエントの終結の基準が，そういった外的な圧力のもとで限定される時には，次のように話し始めることで，この制限に合わせることができる。「今から60日後というと4月の終わりですね。その時までに8回ぐらいセッションが持てますね。今日から60日後には，あなたのアルコール依存に関してどんなことが違うでしょうか？」「これからの8回のセッションを，あなたが賢い時間の使い方をしたなと思える時には，生活の中でどんなことが違っているでしょうか？」

　時々クライエントが，他のある人に変わって欲しいと言うことがある。クライエントが心配しているある人が滅茶苦茶なことをしているので，その人が今やっていることをとにかくやめさせるために，セラピストに

何らかの方法で介入して欲しいと期待しているのである。これはさらに難しい状況といえる。というのは，その人がやめたくないと思っていることを，我々がやめさせることはできないからである。しかし，そのことをすぐにはクライエントに言わずにおこう。なぜなら，それを言ってもクライエントには役に立たないからである。それに我々はクライエントに講義をするつもりもない。一般的ないくつかのプログラムでは，こういうクライエントに講義をしたがる。彼らが言うには，そのクライエントは共依存で，夫の飲酒を支えてきたのである。彼らは彼女に，「あなたは夫と同じように"病気"なのだから，あなたも治療を受けなければいけない」と主張する。我々は，この考え方はとても無慈悲だし，援助的でもないと思う。このような講義するやり方は，飲酒によって被ってきた損害を夫に理解させようと，いろいろ試みてきたクライエントの多くの時間をまったく尊重していない。それよりも，彼女が専門家の援助を受けようと思うほど夫のことを心配していることをコンプリメントした方がずっと良いだろう。それからこう尋ねてみよう。「ご主人に対して不満が積もりに積もって叫び出したいくらいだったでしょうに，叫ぶ代わりににどんな違うことをなさったんですか？」

クライエントとの関係がビジター・タイプにある時は，まったく異なるアプローチをとらなければならない。まず，クライエントが扱いたいと望むことから始めよう。ビジター・タイプの関係性では，クライエン

臨床現場からの質問

「セラピーを受けたがらない，命令されて来たクライエントにはどうしたらいいですか？」

「治療を終えてどうなりたいですか？」とセラピストが尋ねると，強制されて来たクライエントは「運転免許証を返して欲しい」「保護監察官とさよならしたい」「女房にガミガミ言われたくない」などと答えます。彼らがそういうことを望むのは当然です。そこにはすでに進歩が見られます。こういうことを全然気にしないクライエントをご存知でしょう。「二度と運転できなくたって構わないさ」とか，「女房が逃げたって気にしないよ。平和と静けさを歓迎するね」と言うクライエントだっていることでしょう。ですからクライエントが何かを望んでいると話してくれると，私たちは励まされます。一緒に取り組むべきものがあり，少なくても同じ方向に向かって歩いていることになるからです。

🔑 キーポイント

議論好きなクライエント

　ビジター・タイプの関係性においては，クライエントに（あなたの側から見た）分別のある変化を起こさせようとして議論になるというような，教訓的な高い立場には決して立たないことです。セラピストが変化を起こさせようとして説得を始めると，クライエントは単にそれに反発して議論になります。あなたがクライエントを説得しようとしていると，どうやって分かるでしょうか？　確かなサインは，あなたが「そうですね，でも」とか，「しかし……」と言っている時です。それよりも，クライエントにそのままでいるように促すことで，彼らに変化した方が有利だと気づかせることができます。セラピストが変化に反対する（そのままで続けることに賛成する）と，クライエントが取りうる選択肢はそれに逆らうことだからです。

トはまったく手がかりを持っていないことがあるし，なぜ自分がここに来させられたかも，おぼろげながらしか分っていないこともある。彼はただそこに座り「あなたの考えも俺の考えも，推測であることには変わりないじゃないか」と言う。専門家にとってこれは厳しい状況である。というのは，クライエントを理解し損ない，彼が"否認している"とレッテルを張り，厳しい説教をしがちになるからである。しかし，そうせずに違うことをしよう。そのクライエントを送り込んだ人物に電話をかけ，「彼はここで何をしたらいいんでしょう？」と尋ねると，たいていそのクライエントが酩酊したりハイになった状態でしでかした悪事について聞くことになる。クライエントを紹介してきた人物は，この問題を解決したいと思っている。この話を聞いたら，クライエントにこう尋ねてみよう。「そういう理由であなたがここに来させられたってご存知でしたか？」　クライエントが「はい」と言えば，「あー，あなたはそれでここに来ようと思ったんですか？」と尋ねる。クライエントが「はい」と答えれば，彼には他に成すすべがないということであり，その出発点からスタートすることになる。

　時にクライエントがこう言うことがある。「とんでもない。頭がおかしいんじゃないか？　俺はそんなことでここに来たんじゃない！」　これは聞きなれた決まり文句だ。彼らはたいていアルコール・薬物乱用に

よって何らかのトラブルを引き起こし，治療のために送り込まれてきたのである。しかし彼らは治して欲しいなどと願っていない。彼らは放っておいて欲しいだけである。だからクライエントが「いいや，俺はそんなことでここに来たんじゃない！」と言う時には，「放っておいて欲しいだけのようですね？」と返そう。クライエントはこう応じるだろう。「そう，その通り。俺は放っておいて欲しいんだ」今，放って置かれるという中間地点での目標において，カスタマー・タイプの関係性がもてたことになる。次に，「では，＿＿＿＿＿＿＿＿があなたを放っておいてくれるためには，何が必要だと思いますか？」と尋ねよう。

臨床現場からの質問
「共依存は存在するのですか？」

　1980年代後半と1990年代前半に，入院が必要かどうかにかかわらず，保険に入っている人たちを入院させるのがはやった時期がありました。それは，どこにでも病理を見つけるという流行と軌を一にしていました。アルコール依存症者と関わりのある人はみなイネイブラーと見なされたのです。このことはアルコール依存症の犠牲者を非難するという悲劇的な結果をもたらしました。嗜癖治療の現場では，人々がどういうことをやってきたかに気づくにつれ，これらの被害者をアルコール依存症と同じく病気だと見なすようになったのです。こういう人たちは共依存者であり，アダルト・チルドレンだと考えるようになり，アルコール依存症という家族の病の新しい犠牲者を癒すために，新しい治療プログラムが作られました。私たちは，アダルト・チルドレンと，特に共依存者と呼ばれる人たちへの治療スタンスについて誤解を解いておきたいと思います。

　私たちはこれらの言葉の使用，彼らにそのようなレッテルを張る考え方に反対です。専門家がクライエントにレッテルを張る傾向にも強く反対します。専門家がこういうレッテルを使うと，こういったレッテルが現実についての他の誰かの考えに過ぎない，ということをクライエントが思い出すことが難しくなります。専門家が張ったレッテルは，専門家という特別な権威を帯びることになるのです。クライエントは，自分の愛するアルコール依存症の人物を援助しようと努力することを，病的で支配的な行動だと考えるようになります。アルコール依存症者の妻は，自分の愛情に満ちた援助の試みを，次のように理解し始めるのです。つまり，自分は怒りと敵意を生み出す苦痛に満ちているにも関わらず，自分の心理学的問題のためにアルコール依存症の夫から離れられないのだと。

　この病理的見方は，私たちが治療を実践する中で観察してきた現象とまったく共通項がありません。病理的見方とは反対に，私たちの経験によれば，男性でも女性でもアルコール依存症者の配偶者は，限りのない忍耐と問題飲酒者への不朽の希望を持ち，フラストレーションに耐える非常に大きなキャパシティを持っています。「愛する人が必ずいつか抜け出るだろうと分っている」と語ってくれた配偶者や両親にたくさん会ってきました。私たちは，これらの家族は非常に素晴らしいリソースだと思います。彼らはどんな専門家よりも，多くの治療的関わりやアルコールをやめさせる努力をすることで，配偶者や息子や娘を守ってきたのです。こういった配偶者は，どんな専門家が知りうることよりも，飲酒者の問題飲酒のパターン，隠された力，弱さについて知っています。私たちが彼らの知識を活用し，協力を依頼し，彼らが知っている何が役に立ち，何が役に立たないかについての意見を求めれば，治療はすばやく展開することでしょう。

第2章
例　外

　アルコール・薬物乱用の問題にもすべて例外がある。アルコール・薬物乱用の問題を抱えたクライエントの大多数が，非常に多くの例外を経験している。例外というのは，その気になれば，酒を飲んだり，癇癪を起こしたり，喧嘩をしたり，頭の中で幻聴を聞いたり，仕事に2時間遅刻したりすることもありえたはずなのに，何とかそうしないでやり過ごすことができた時をいう。例外には二つのタイプがある。一つめのタイプは，クライエントが何かを意図的に行うことで起こす例外であり，二つめは，それほど大きな問題ではないと思われる時に起きる例外である。治療上，最も有益な例外はクライエント自身が創り出す例外である。カスタマー・タイプの状況で，目標が飲酒をやめるという場合には，クライエントが一杯やりたいなと思い，酒に手を伸ばそうと思えばできる時に，飲まないことを選択すれば，それはいつでも例外となる。例外がある時に，その例外について詳しく掘り下げるのはセラピストの仕事である。治療上の掘り下げの道具は，次のような質問である。「誰が？」「何が？」「いつ？」「どこで？」　そして一番重要なのは**「どうやって？」**という質問である。例外についての対話は，次のように尋ねることで明確になっていく。「どうやって，やったんですか？」「それをまたやれそうですか？」「奥さんは，あなたが

臨床現場からの質問

「望んでいるのは運転免許証を返してもらうことだけ，とクライエントが言う時には，どうしたら良いでしょう？」

　そう望むのは良いことだと考えましょう。運転免許証を取り返すために，州が要求する面倒なことをやろうという人ばかりではないからです。このクライエントは，返してもらうためには何でもしようという動機づけが強いのです。クライエントがこんなふうに言う時には，免許証を返してもらうということについて，カスタマー・タイプの関係性にあります。もちろん，目標を達成するためには，酒をやめるための行動を起こすということを含んだ大変な課題を成さなければならないのですが。

それをどうやったと言うでしょう？」「それがまた起きるためには，何が必要でしょう？」 これらの質問は，クライエントに達成可能な解決への方向を示すことになる。それはクライエントの生活環境の中で，実現可能で現実的な解決である。例外が意図的に起こされたものなら，クライエントにそれを繰り返してもらおう。うまくいく例外の積み重ねが解決につながり，クライエントはしらふでいる時間が長くなる（あるいは飲酒やドラッグの使用を減らすことになる）。

　クライエントによっては，自分には二つめのタイプ，つまり偶然の例外しか起きないと思っている。例えば，夫の飲酒問題への援助を求めているクライエントが，例外は夫が飲まない日だと言う場合，彼女はまだ他の例外に気づいていないのだろう。その例外とは，彼女が夫の飲酒についてあれこれ心を悩ませそうになっても，悩む代わりに何か他のことをしている日のことである。これらの例外を積み重ねていくことで，人から強制されたものではなく，クライエントの内側から生み出された実現可能な解決にたどり着くことができる。例外がクライエント自身が成したことではない場合には，達成可能な解決を創り上げることはできない。このような時にはミラクル・クエスチョンを使い，達成可能な解決の最初の段階に向けてクライエントの考えを進めていくとよいだろう。

ミラクル・クエスチョン

　"ミラクル・クエスチョン"とは何か？　我々は偶然ミラクル・クエスチョンの威力を発見した。1980年代の初めだったが，セラピーに進展が見られずに困り果てているクライエントの面接をインスーがしていた。インスーがこのクライエントに，ほんのちょっとでも改善するには何が必要かと尋ねてみた。するとクライエントは，「奇跡でも起きなきゃね！」と答えた。飽くことのない好奇心をもってインスーは続けた。「奇跡が起きたとしたら……」

ミラクル・クエスチョンの使い方

　ミラクル・クエスチョンをする時には，次の3点に十分注意を払うこと。

> **ミラクル・クエスチョン**
>
> 「今晩，あなたが眠っている間に（間），奇跡が起きて，あなたが今日ここに相談に来られた問題が解決したとします（間）。でも，あなたは眠っているので，明日の朝目覚めるまで，この奇跡が起きたことは知りません。明日，どんな違いから，奇跡が起きて問題が解決してしまったことに気づくでしょうか？」

1. 「〜としたら（Suppose）」という言葉を用いるが，その際に顔の表情や，声のトーン・調子でその言葉に注意を引きつけよう。そして十分な間をおいて，クライエントが解決のイメージを描けるように配慮すること。クライエントが，日々繰り返されている問題の実体をしばし保留し，問題がもう存在しなくなった時の現実を考えられるように，じっくりと時間をかけること。

2. 特定の問題には触れないようにすること。「あなたがここに相談に来た問題」という言葉を使うことで，特定の問題に縛られない解決がえられる。経験によると，問題解決と解決構築はまったくの別物である。"奇跡の日"について，クライエントが問題のない生活のビジョンを限定されずに思い描き，制限や障害のない幅広い解決を創り上げるようにすること。

3. 質問を言い終えたら，じっくりと長い間をあけること。クライエントは奇跡の日について聞かれることには慣れていない。彼らにとって，これはとても答えるのが難しい質問である。答える前に熟考しなければならない。だからクライエントに十分時間を与えよう。ミラクル・クエスチョンを尋ねると，クライエントはあたかも天井に答えを探すかのように，頭を上に向けることがある。それこそクライエントがしていること，答えを探すことである。最後まで待とう。クライエントが「分かりません」と答えた時には，黙ったままもう少し待った方がよい。クライエントの言ったことが聞こえなかったかのように，そして自分が話す番だとは気づいていないかのように振舞おう。こうすると，たいていのクライエントはもっと一生懸命考えて，よりふさわしい答えを見つけようとする。それでもクライエントが奇跡の日には何が違うのか

> **視覚運動行動リハーサル**
>
> 1970年代に，アメリカのスキーチームは応用スポーツ心理学の新しい訓練法の実験を始め，その訓練法ではスキーヤーの想像力を活用しました。まだトレーニング・ルームにいて試合の準備をしている時に，スキーヤーはコースをスキーで走り，ゲートを一つまた一つと越えて，勝利して両腕を挙げて試合を終える場面を視覚的に思い描いたのです。対象群を用いた実験では，視覚化訓練をしたスキーヤーは，視覚化しなかったグループよりも一貫して良い記録を出しました。視覚化訓練は，運動選手にとって標準的な訓練法となっています。優秀なコーチは，選手には失敗した場面を見せるよりも，うまくいった場面を見せるほうが有効であることを知っています。そうすることで，選手は何をすべきではないかより，何をすべきかをより多く学べるのです。

分らないと言い続ける時には，「想像してみて」と言うことにしている。想像ができないというクライエントはいないものである。奇跡の日に関しての対話がこうして進み始めたら，次のステップは，この解決を微に入り細に入り描くことである。

ミラクル・クエスチョンを尋ねると，クライエントが「宝くじに当たること」とか「若さの源泉を見つけること」とか「永遠の幸せを味わうこと」というような，起こりそうもないことを答えることがよくある。こういう答えの時には少し時間をとって，クライエントにこれが本当に創造的な答えなのかどうか考えてもらおう。クライエントはちょっと笑った後で，たいてい日常生活の中での変化を描写することに落ち着く。そして問題がなくなった状態を示す発言を始める。この奇跡の日には何が違うのかを知るために，次のような質問をする。「あなたが……でない時には，そうする代わりに何をしていますか？」 奇跡の日に，クライエントは自分が「……でない」時には気持ちよく過ごしていることにすぐ気づく。次にはこう尋ねると役に立つ。「(落ちついている)と感じたら，あなたは何をしているでしょうか？」 あるいは次のような観察の質問でも良いだろう。「(落ちついている)という感じは，どうやって分かりますか？」 クライエントが奇跡の日を経験するのを手助けする際に，「他には？」と尋ねるだけで，一連の詳細な描写を続けるのに役

立つ。次のような質問をすることで、日常生活での周囲とのやり取りを詳細に含むようにしてほしい。「では、朝起きた時あなたが（落ちついている）と感じた時には、奥さん（お子さん、犬など）は、今朝していなかったどんなことをしているでしょうか？」「彼女がそれをしている時、彼女はあなたが何をしているのに気づくでしょうか？」「お二人が奇跡の日を過ごしている時には、他にどんなことが起きているでしょうか？」

クライエントが、例えば「息子がマリファナを吸うのをやめているでしょうね」というように、奇跡の日とは他の誰かが変わることだと考えている時には、それに続く質問が違ってくる。「息子さんがマリファナを吸うのをやめたとします。そうすると、彼はあなたのどんな違いに気づくでしょうか？」あるいは「奥さんがお酒をやめたとします。そうすると、

臨床現場からの質問

「HIVポジティヴの薬物常用者が、奇跡の日には自分がHIVポジティヴではなくなっていると言う場合には、どう返しますか？」

これは非常に不幸な状況であり、そんな奇跡を本当に起こせたらどんなに良いだろうと願っています。実際にこのように答えたクライエントはいましたし、愛する人の身に医学上の奇跡が起きることを期待する配偶者や親とも私たちは面接をしてきました。こういう状況では、この奇跡を求める強い願いを承認することが一番良いことだと思います。しかし、そこで終えるわけにはいきません。次のように尋ねて前へ進まなければなりません。「もう自分がHIVポジティヴでないと気づいたこの奇跡の日に、あなたは何をしているでしょうか？」「それがどんなふうにあなたの助けになりますか？」「そういったことをすることは、今助けになるでしょうか？」

悲惨な状況のクライエントとの面接についてさらに詳しいことを知りたい人は、インスーの「より良い死の迎えかた」というテープを聞いて下さい。このテープは、エイズで死に瀕している若い女性との対話です（Brief Family Therapy Center, 1992）。

彼女はあなたのどんな違いに気づくでしょうか？」これらの質問にさらに次のような質問を続けよう。「それはどんなふうに助けになりますか？」「他にどんなことが違うでしょうか？」「今日は奇跡の日だと他の誰が気づくでしょうか？」「あなたのパートナーは、今朝していなかったどんなことをするでしょうか？」

そうすることで、奇跡の日が十分に調べ上げられ、詳細に描写される

> **臨床現場からのヒント**
>
> **奇跡が不幸な内容の時には**
>
> 　時として，ミラクル・クエスチョンに対するクライエントの答えが，その人の人生を良くすることと正反対の時があります。例えば，ミラクル・クエスチョンに対する答えが，「私の亭主は慢性のアルコール依存症なんだけど，彼がくたばることね」ということがありました。インスーはこの答えを聞いた時，間髪を入れずにその女性に尋ねました。「ありそうもないことだけど，彼がくたばったとしたら，それからあなたは今していない，どんなことをするの？」　その女性は長い時間考えてこう答えました。「最初にするのは，カリフォルニアにいる娘に会いに行くことでしょうね」クライエントとインスーは，彼女にとって代わりとなる未来を創り出す途上にいました。クライエントとセラピストは，障害によって想像力に富んだ将来への足止めをくうことがあります。しかし，その障害を上手に回避するために常にオープンであれば，それとは別の創造的な解決への代わりの道筋が開けてくるでしょう。

ことになる。「この奇跡のほんの小さなかけらがすでに起こり始めていたのは，一番最近ではいつですか？」という例外を尋ねる質問をすることで，その奇跡はより確固たるものになる。クライエントの達成すべき目標を，今現在の文脈につなげよう。奇跡がすでに起きている徴候が分かったら，誰が，何を，いつ，どこで，どうやってやるのか，という質問をつなげていこう。これが意味するのは，クライエントはすでに解決を起こしつつあるということである。

　まれなことではあるが，クライエントの日常生活で奇跡の日の前触れがまったくない場合がある。そういう時にはこう尋ねよう。「この奇跡の日のほんの小さなかけらでもいいのですが，それが起きるために，あなたは何をもっとする必要があるでしょうか？」　自分が解決の一部分であることがまだ分らないクライエントには，「この奇跡が起きるためには，どんなことがもっとたくさん起こる必要があるでしょうか？」と尋ねてみよう。クライエントにポジティヴな方向をとり続けてもらうために，彼らがこれからどれだけ大変な道のりを進まなければならないかを強調することはせずに，「もっと」という言葉を用いて，役に立つ何かがすでに起きていることは分かっていますよという思いを伝えよう。

クライエントをこのようなやり方で励ますと，動機づけを高めやすくなる。

　夫と妻，親と子供というように，関係性を扱っている時には，そこに関わる人たちが問題をどう見ているかが違うことがよくある。ミラクル・クエスチョンをすると，クライエントが解決について新たな可能性をいろいろ考えるのに役立つ。クライエントは，問題に焦点を当てることから離れていくにつれ，お互いを責めるのをやめるようになり，自分たちに共通することを見始める。ミラクル・クエスチョンによって，自分たちの関係が，問題が複雑に絡み合ったものに過ぎないと思うのではなく，自分自身と家族メンバーを変化への可能性を秘めたものと見なすようになる。

　夫婦や家族にミラクル・クエスチョンをする時には，一つの奇跡についての話し合いに限定するようにしている。それぞれに，あらゆるタイプの関係性の質問を用いてほしい。例えば，「奇跡の後には，ご自分のどんな違いに気づくでしょう？」「親御さん（ご主人または奥さん）は，あなたのどんな違いに気づくでしょうか？」「そうなったら，ご家族の

臨床現場からの質問

「ミラクル・クエスチョンは，共依存者がアルコール依存症の夫に対して，自分が何か変化を起こさせることができると信じ続けるのを強化してしまうのではありませんか？」

　クライエントが，奇跡の日には夫が酒をやめていると答えた時，私たちはこれに逆らうようなことはしません。「ねえ，あなたはご主人と同じくらい病気なんですよ。この機能障害の考え方はやめるべきですよ」と言うことは役に立たないし，何の助けにもなりません。それより，二つの質問をした方が良いでしょう。「ご主人がお酒をやめた時，彼はあなたがどんな違うことをしていることに気づくでしょうか？」そしてそれに続いて「彼が断酒するために，あなたがやってこられたことは何でしょうか？」これらの質問をすることで，夫が変化を起こす前であっても，自分が何らかの変化を起こせるのだと彼女は気づくでしょう。このアプローチによって，彼女が夫の人生ではなく，自分自身の人生をコントロールしているという感覚を強めることができ，そうすることで二人の関係性について面接を進めることが可能になります。

臨床現場からの質問

「司法機関の監察下におかれている時に犯罪を起こし，そこから命令されてやって来たクライエントについて伺いたいのですが，彼らが『もう身にしみて学んだよ』『もう二度としない』と言い続ける時，彼らとどう面接を進めていったらいいでしょう？」

　命令されてやって来たクライエントに，ダイレクトに直面化させようとしても治療的な効果は得られません。強制されて来たクライエントは，たいてい自分の立場を守ろうとするものですし，前へ進もうとする我々の努力を拒んだり，あるいは双方に意見の相違はないという表面的な従順さを示すことがあります。従順さと変化とをはっきりと見分けなければなりません。刑務所では従順さが尊ばれますが，私たちは変化と彼らが自分自身の変化に責任を持つことに価値をおいています。クライエントが，自分の変化のプロセスに気づけるような質問をして下さい。強制されて来たクライエントが「身にしみて学んだ」と言う時には，「どうやってそれを分かっていらっしゃるんですか？」「あなたが身にしみて学んだということは，どんなことからご自分でそう思われるんでしょう？」「あなたが身にしみて学んだ，そして二度とそんなことはしないということを，あなたのパートナーはどうやって分かるでしょう？」と尋ねて下さい。そして，もっと詳しく話してもらうために，さらに質問を続けましょう。命令されて来たクライエントに対しては，治療は必要ない（もう自分は身にしみて学んだのだから）という彼の意見を最初はそのまま承認し，例外についての質問もすると良いでしょう。「誰かを傷つけてやりたいと思い，しかもそうしようと思えば簡単にできたのに，実際にはあなたがそうしなかった時のことについて教えて下さい」こうすることで，クライエントの防衛が和らぎ，自分がうまくコントロールできていることについて興味を持つようになるでしょう。

皆さんはどんな違う行動をしていると思いますか？」「皆さんは，どうやってそれを起こすのでしょう？」「そういう変化を起こすには，何が必要でしょう？」「彼らがそういう変化を起こした時には，彼らはあなたの何が違うことに気づくでしょうか？」　個人のクライエントの時と同じように例外を尋ねる質問をして，クライエントたちがすでに自らの解決を創り始めているのだと気づけるように，奇跡の日と普段の生活の橋渡しをすること。クライエントが，この解決に焦点を当てた方向を向き続けていくよう手助けするために，次のような質問をしよう。「あなたたちがもっとそれをする，またはもっと頻繁にそれをするためには，

どんなことが必要でしょうか？」「それを起こすには何が必要だと思いますか？」

スケーリング・クエスチョン

スケーリング・クエスチョンは，1から10のスケールを用いて，動機づけ，希望をどれくらい持っているか，進歩，自信，問題の改善，そしてアルコール・薬物乱用の解決に繋がるその他の多くの要素について，クライエント自身の評価を具体的にするために用いる。一般的な使い方の1から10のスケールとは異なり，我々は言葉で描写する代わりとして数字を用いている（de Shazer & Berg, 1992）。スケーリング・クエスチョンは非常に柔軟性があり，無限の応用がきく。というのは，数字を知っている人なら誰でも，1から10のスケールで簡単に答えることができるからである。クライエントが自分の状態をどう評価するかというスケーリング・クエスチョンは，すぐに使える最も有効な質問である。それに続く質問により，次に取るべきステップをクライエント自身に決定させる。そうすることで，解決を構築し続けようという動機づけと意思を強めることができる。

我々はあらゆる年代のクライエントに対し，非常に幅広い話題についてスケーリング・クエスチョンを尋ねてきた。数字を理解できる年齢の子供なら，大人に尋ねるのと同じようにスケーリング・クエスチョンを用いることができる。幼稚園にまだ上がっていない年齢の子供，あるい

スケーリング・クエスチョン

スケーリング・クエスチョンは，1から10のスケールで，問題の改善あるいは解決についてクライエントに評価してもらうものです。問題の改善についてのスケーリング・クエスチョンの雛型は，「1から10までのスケールで，1があなたにとって問題が最悪だった時，10はあなたがもうそのことで悩まなくてもいい状態としたら，今日はいくつでしょうか？」というものです。

解決についてのスケーリング・クエスチョンの雛型は次のようなものです。「1から10のスケールで，1が解決のために何が必要かほとんど分からない時，10をあなたがすでに回復に向けて動き出している状態としたら，今日はいくつですか？」

> **臨床現場からのヒント**
>
> **数字を使わないスケーリング・クエスチョン**
>
> このチャートは，暴力的で癲癇を起こしやすい子供が自分の気持ちを認識するのを手助けするために，幼稚園の保育士が利用することもできます。子供が下図の顔の表情を「これ」と指したら，このように尋ねます。「ここ（子供が指し示した顔の表情）から，このお顔（最初に子供が指し示した顔のすぐ右隣の顔）に変わるのには，どんなことがあったらいい？」そして子供が答えたら，さらに次の質問をしましょう。「君がそのお顔になれたら，お母さん（お父さん）はどんなふうに違うかな？」子供がポジティヴな方向に変わろうという気にさせるのに役立つ質問は他にもあります。「隣のお顔に変わるまでには，どれくらいの間，今のお顔でいなくちゃいけないの？」

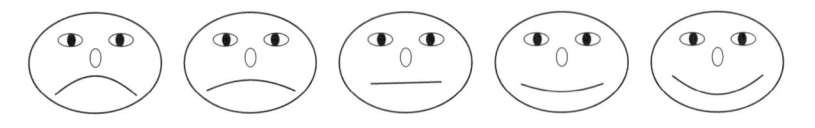

は発達遅滞の子供には数字の代わりに絵を用いている。

　複数の人の間で意見が異なる時にも，スケーリング・クエスチョンは有効である。意見の相違に焦点を合わせるのではなく，「これに関して，お二人の意見がまったく違うというのを1として，10を意見が一致している時とします。そのスケールで，今日お二人はどこにいますか？」と尋ねよう。スケーリング・クエスチョンに続けて，次のような解決構築の質問をする。「お二人がそのスケールで1上がった時には，今はまだやれていない，どんなことを二人でしているでしょうか？」クライエントはたいてい今よりもっと一緒にしていることが増えるだろうと述べ，二人が意見の不一致を解決した後に経験する幸せな時の例を示してくれる。

　進歩，自信，希望がどれだけ持てるか，自尊心，治療前の変化，関係の改善にどれだけ力を注いでいるか，解決に向けて努力しようという意志，治療計画を実行するのがどれくらい難しいか，などについて評価するのにもスケーリング・クエスチョンを用いる。また，自殺の危険度の査定にも使うことができる。14歳のマリーという少女が，母親の安定

剤を大量服用して自殺未遂をしたために我々の治療を受けに来た。1週間の入院後の治療計画は，外来で家族療法を続けるというものだった。母親はそのことがあってから非常に動揺しており，「見張りをやめてもいいものか，あるいはこのハラハラ，ドキドキを続けなければならないのか」を知りたがっていたので，我々はマリーに自分の状態を自己評価するよう頼んだ。

インスー：あなたを今すぐ病院に再入院させなければいけない状態を1として，お母さんも私もそんなことを考える必要がない状態を10としたら，今あなたはいくつ？

マリー：（間をおいて）そうね，7くらいかな。

インスー：それはすごいわね！　あなたがどういうことをしているのを見たら，お母さんはあなたが7から8になったと信じるかな？

臨床現場からの質問
「あなたはクライエントをAAに紹介しますか？」

もちろん，クライエントが望むなら紹介します。今のこの時代，クライエントがAAのことを聞いたこともないというのは稀なことでしょう。クライエントがAAを経験したことがある時には，こう尋ねましょう。「AAでは，どんなことが助けになりましたか？」そして「日常生活に，どんなふうに役立ててこられましたか？」　そして，クライエントにとってうまくいったことのリストに，これを付け加えます。AAの原則を用いてうまくいったことは繰り返す価値があるし，そうするようにクライエントを励まします。もしクライエントがAAは役に立たなかったと言う場合には，その代わりにどんなことが助けになると考えているかを尋ねます。

クライエントがこのスケーリング・クエスチョンに慣れてきたら，単に「1から10のうち今いくつ？」と尋ね，1から10をどう定義するかはクライエントにゆだねても良いだろう。もちろん，クライエントに次のように尋ねなければ，そのスケールは意味がない。「3から4に上がるには何が必要ですか？」　我々はスケーリング・クエスチョンを解決に向けて動き出す始発点として用いている。

他のスケーリング・クエスチョンの実践的で有効な使い方は，アセスメントとして用いることである。クライエントがセラピーでどれだけ改善したかを評価するのに

もスケールを用いる。初回面接の時にクライエントがいくつと言ったかを書きとめておき，数回過ぎた時にスケーリング・クエスチョンを尋ねることで，何が改善したかを知ることができる。二つの数字を並べて提示すると，クライエントは驚くことがよくある。彼らは突然自分が改善していることに気づくからである。

　ケア・マネジメント会社も，我々がアセスメントにスケールを使うことに興味を示している。セラピストたちはしばしば，ケア・マネジメント会社に「曖昧で感覚的な話」に満ちた言葉で語る。感覚的な話では改善を測定するのは困難である。クライエントが自分の改善について報告することに数字を使えば，追加の面接を認めるよう会社側に請求する際に，より具体的な話が展開できる。数字は普遍的な言語であり，スケールの数字は停止しているものではなく，上がったり下がったりすることは誰でも知っている。我々はいくつかのケア・マネジメント会社を説得して，治療目標としてこのスケールを採用させてきた。例えば，クライエントがセラピーを受けることになった問題の解決が8まできたと報告することを治療目標とする，というようにである。

ナイトメア・クエスチョン（悪夢の質問）

　治療前の変化，例外，奇跡の日についていろいろ尋ねて解決を構築しようと試みてもだめだった後であれば，そこで初めて「ナイトメア・クエスチョン」を尋ねてみてもよいだろう。この質問はノームが考え出した。それは彼が，人生が今より良くなる可能性に目を向けて変化を起こそうという動機づけの低いクライエントに会った時だった。彼は，問題飲酒者の中には，かなり破壊的なことでも起こらない限り何かをしようという気がない，あるいは長期にわたる飲酒の結末から自

> ### ナイトメア・クエスチョン
> 「今晩あなたが眠りについて（間），真夜中に悪夢を見たとします。その悪夢は，あなたが今日ここに相談に来られた問題が，突然，一番最悪な状態になったというものです。これは悪夢だと思うでしょう。でもこの悪夢が現実になるのです。明日の朝目覚めたら，この悪夢の生活を送っているということに，どんなことから気づくでしょうか？」

分はうまく逃げおおせるといまだに信じている人たちがいると思った。しかし，質問をすればするほど，これらの筋金入りの問題飲酒者は，酒をやめることで窮地に立たされることになることに彼は気づいた。酒を飲み続けることで職を失う危機に陥るように，酒をやめることでも酒飲み友達をすべて失う危機に陥るという事実に直面すると，これらのアルコール依存症者にとっては，断酒は解決ではなくもう一つの「厄介な問題」なのである。

　ナイトメア・クエスチョンの後は，ミラクル・クエスチョンと似ているが，それを単に逆にやっていくことになる。ナイトメア・クエスチョンでは，クライエントが受け入れることができる解決を構築するために，プロブレム・トークを用いている。我々の経験では，奇跡と悪夢について質問すると，クライエントはミラクル・クエスチョンでは感情（たいていは前向きで希望に満ちた）について答えるし，ナイトメア・クエスチョンには行動（たいていは飲酒にまつわる）に関して答えることが多い。続く質問で悪夢の日について詳細に尋ねるが，次に示すように感情について尋ねることから始めることが多い。「あなたが朝から飲んでいるのを奥さんが見た時，彼女はあなたの気分がいつもとどう違うことに気づくでしょうか？」「あなたがそんなふうに感じているんだと奥さんが分かった時に，あなたは彼女の気持ちがどう違うことに気づきますか？」「他には？」という単純だがパワフルな質問をすることで，クライエントはより細部にわたって述べることができる。ミラクル・クエスチョンの場合と同じく，悪夢が誰か他の人に起こる場合には，通常それに続く質問は先述のものとは違ってくる。「この悪夢があなたのご主人に起きている時には，あなたがどう違うことにご主人は気づくでしょうか？」 我々はこうして言い換えることで，悪夢がみんなに与える影響に注意を引きつけ，悪夢が与える影響を強調する。

　悪夢の日が細かく語り尽くされたら，可能性のある解決に結びつくような橋渡しの質問をするように試みる。次のように尋ねてみてもよいだろう。「この悪夢のほんの小さなかけらがすでに起きている時はありませんか？」「そういう時には，悪夢はどんな様子でしょうか？」「悪夢が起きたら，誰が一番影響を受けますか？」「その悪夢を防ぐことに一番

臨床現場からの質問

「ナイトメア・クエスチョンはクライエントに底をつかせることと同じですか？」

　私たちはこの有効なテクニックを使わないで，クライエントが"底をつく"のを黙って待つのは非倫理的だと思います。クライエントに底をつくのを想像してもらうのは，実際に彼らに底をつかせるよりは安全です。

　私たちはバーノン・ジョンソン（Vernon Johnson）が作った伝統的な"介入"モデルは使いませんが，クライエントの人生に関わる機会が訪れた時には，クライエントにもっとポジティヴな方向を指し示すような状況を活用します。残念なことですが，構造化された介入の間に，善意により破滅に導かれたクライエントを数多く見てきました。善意の専門家と家族が，飲酒者に無理やり何かを納得させようとした時にそういうことが起きるのです。この本の別の所で述べたように，私たちは家族が飲酒者に酒をやめさせようとする努力に背を向けることは決してしません。何度もがっかりさせられ，約束も守らずに，ずっと酒にしがみついているクライエントを見捨てずにいるのは，彼について家族がどんなことを知っているからなのかを尋ねます。これを尋ねると，クライエントが潜在的に持つ力と，家族が彼に対して持っている希望と夢が必ず語られます。自分自身についてこういった前向きな見方が語られるのを聞くことは，クライエントにとってしばしば強力な"介入"となるのです。この"介入"により，クライエントは自分自身について，より肯定的で楽観的な見方をするようになっていきます。

　インスーはかつて，ある青年への介入を「強いられた」ことがありました。彼の高校の友人とガールフレンドが，介入を求めてミルウォーキーに飛行機でやって来たのです。ガールフレンドの方は，面接中ただ泣いて座っているだけでした。インスーは，彼らがその青年に対して抱いている信頼と期待に対話の焦点を合わせました。この信頼と期待が強かったからこそ，彼らは長距離をものともせず飛行機でやって来たのです。そして彼らは青年に，「君が実際，人生をちゃんとやれるのは分ってるよ」と伝えました。二人がどれだけ自分を思ってくれているか気づいていなかったクライエントにとって，これは非常に感動的な体験となりました。

関心があるのは誰ですか？」

　可能性のある解決への橋渡しを構築するために，次のように質問する。「この悪夢が起こるのを防ぐには何が必要でしょうか？」「必要なことをやれる自信はどれくらいですか？」　現在の行動を変えようという自信

臨床現場からの質問

「クライエントが否認する時には，彼らの悪夢とはどんなものか教えてあげるのですか？」

"否認"という概念が役に立つとは私たちは考えていません。スーパービジョンで，セラピストが「クライエントは否認している」と言う時には，ほとんどの場合が，問題についての解釈と，ゴールに辿り着くのに一番良い方法は何かという点について，クライエントとセラピストの意見が一致していないことを意味しています。私たちはこれらの状況から，否認していると言われるクライエントは，セラピストとは違うことに気づいていて，セラピストとは違うことを重視しているに過ぎない，ということを学びました。私たちは，セラピストがクライエントの物の見方や考え方の枠組みを取り入れるようにといつも勧めてきました (DeJong & Berg, 1997)。というのは，私たちは"クライエントにとっての真実"を扱っているのであり，私たちにとっての真実を扱うのではないからです。セラピストがクライエントに悪夢はどういうものかを話しても，もはやそれはクライエントにとっての悪夢ではなくなり，結果的に治療上の価値もまったく失うことになります。それは，クライエントが他の人から聞かされてきた悲惨な結果と同じことだからです。

がまだないクライエントであっても，少なくとも将来に何が待ち受けているかは今すでに知っている。

夫婦や家族にナイトメア・クエスチョンをする時には，一つの悪夢についてだけ語ってもらうようにしている。同時に二つの悪夢が語られた時には，それぞれの悪夢が皆にどういう影響を与えて，どういう相互作用が生じるかを尋ねる。「奥さんは奥さんの悪夢を過ごし，あなたはあなたの悪夢を過ごしている時，お互いについてどんなことに気がつくでしょう？」「これらの悪夢は，あなた方が一緒に築き上げてきた物をどんなふうに破壊するでしょうか？」 夫婦と家族の場合，ナイトメア・クエスチョンは彼らが問題を外在化するのに役に立つ。クライエントが"問題"を本当の問題だと思えば，互いに責め合うの

キーポイント

否認の起源

美というものはそれを見る者の目の中に存在する，という言葉をお聞きになったことがあるでしょう。私たちは，否認というのはセラピストの理論の中にある，と考えるに至りました。

をやめて，みんなにとって良い解決を創り始めることができる。

　強調しておくが，ナイトメア・クエスチョンは，プロブレム・トークの形をとったものであり，それはソリューション・フォーカスト・セラピーにおいては，非常に特殊なものであることを忘れないでいただきたい。治療前の変化，例外，奇跡の日について十分尋ね，しかもそれが効果がなかった時にだけ尋ねる質問であり，あくまでクライエントが解決を創り上げるのを援助するためにそれを用いてほしい。ナイトメア・クエスチョンを使う時には，クライエントを望みのないケースだとは考えずに，クライエントが悪夢をどう認識するかに最後まで寄り添うことをお勧めしたい。

コーピング・クエスチョン

　セラピストはまったく改善しないクライエントによく出会うので，「何をしてもクライエントの動機づけにまったく違いが見られない場合には，どうしたらいいでしょう」という質問をよく受ける。皆さんがすでにご存知のことを思い出していただきたい。それは，セラピストがどんなに親身で思いやりがあって頭が良くて純粋だったとしても，クライエントが変わ

> **コーピング・クエスチョン**
> 「そんなに大変な状況の中，いったいどうやって何とかやってきたんですか？」

りたいと思わない限り，セラピストあるいは他の誰であっても，アルコール・薬物乱用のような破壊的行動をやめさせることはできないということである。クライエントだけがそれをすることができる。しかし我々には数少ない援助的な提案がある。

　"底をつく"までは「厄介な酒飲みは追っ払う」ということがよくやられているが，我々はクライエントが変わる準備ができるのを待っている間に，"コーピング・クエスチョン"を試してみるようお勧めする。コーピング・クエスチョンで，「酒で死ぬことなく，どうやってここまで何とかやってきたのですか？」と尋ねてみよう。この質問をすると，これまでこのようなことを聞かれたことがないので，クライエントは戸惑った表情を見せるだろう。クライエントはいつも，あなたがしている

ことは間違っていると言われてきている。クライエントは長い間黙り込み，その後こんなふうに答え始めるだろう。

クライエント：さあ，分らないな。毎日をただやり過ごしてきただけだから。
セラピスト：あなたが抱えているような多くの問題があったら，毎日をただやり過ごすというのは簡単なことじゃなかったと思いますよ。いったいどうやって，やっているんですか？
クライエント：今も言ったように，毎日とにかくベストを尽くしてきただけさ。
セラピスト：では，毎日自分にとってこれがベストだと，どうやって決めるんですか？
クライエント：俺みたいに酒をがぶ飲みしてたら，簡単なことじゃないさ。
セラピスト：（興味を示しながら）そりゃあ，簡単じゃないですよね。で，どうやってるんですか？
クライエント：実際たいしたことじゃないかもしれないけど，時々飲む量を減らそうとしてるんだ。
セラピスト：えっ，すごいですね。どうやってそうするんですか？ それ以上飲まないって，どうやって？

　我々の考えでは，これ以上悪くならないようにすることは，大変な努力を要することである。1日中足踏み車の上を走っていると想像してみてほしい。莫大な量のエネルギーを使っているのに，その日の終わりにもスタート地点と同じ場所にいるのである。多くのクライエントは，終日走り続けているのに1日の終わりには出発点にいるように感じているのだろう。人生に何の改善も見られず，彼らはがっかりしている。周囲の人間がこのままでは人生が立ち行かなくなると説教をしても，彼らはよけい意気消沈するだけである。コーピング・クエスチョンを用いて，クライエントがこれ以上悪くならないために使っている全エネルギーに注意を向けてもらおう。自分が本当はどれだけ多くのことをしているかにクライエントが気づけば，たとえ改善はまだ大したことがないにして

も，自分がすでに使っているエネルギーを有効活用して変化を起こしやすくなる。足踏み車を降りて大地の上を走れば，どれほど遠くまで行けるかを想像してみよう。

　役に立つコーピング・クエスチョンのリストを下記に示す。これらはクライエントが自ら回復していくために，自分自身を振り返るきっかけとなる。

1． 1から10のスケールで，1はもうこれ以上人生を続けられないとあなたが感じる人生最悪の時で，10は奇跡が起きた後の日としたら，あなたは今1から10のうちのいくつですか？
2． ご家族に尋ねたとしたら，同じスケールであなたがいくつだと彼らは言うでしょうか？
3． あなたはどうやって，すでに2（その時クライエントの答えた数

臨床現場からの質問

「このモデルはAAの原則とは正反対のようですが，どのように有効なのですか？」

　ビッグ・ブックに述べられたAAの原則と私たちのモデルには，多くの共通点があると思います。ビッグ・ブックは，ビル・ウィルソン（Bill Wilson），ボブ・スミス（Bob Smith），そしてAAの初期メンバーに有効だったことを記述したものです。その記述には，説明しようとか処方箋を提示しようという意図はまったくありませんでした。実際AAの原則では，AAのメンバーが飲酒問題に関して専門家としての意見を言うことや，すべての治療法の処方箋を提供するといったことを差し控えるように提案しています。AAの創設期には，アルコール依存症の病気あるいは疾病としての部分は強調されていなかったのです。ミーティングでは，生涯の断酒も焦点にはなっていませんでした。ビル・ウィルソンは何回も再発した自分の経験から，その日1日に焦点を合わすべきだと学んだのです。生涯の断酒と疾病理論は，AAの第二世代とAAの成功に便乗した専門家たちによって唱えられたのです。

　私たちのアプローチとAAの創設者によって提示されたアプローチは，同じように実践的だと思います。私たちは，うまくいっていることをもっとするということに，そしてできるだけシンプルに回復を維持し続けることに興味があります。AAと対立しているとは思いません。実際，私たちと元々のAAの思想は，哲学的な面でも実践的なアプローチの面でも，相違より共通点の方が多いと思います。

字を入れる）まで来ているんでしょう？
4．2まであなたが来ていることを，ご家族はどう言うでしょうか？
5．あと0.5だけ上がって2.5になるには，何が必要でしょうか？
6．2.5になった時には，生活の中でどんなことが違うでしょうか？
7．その時のあなたは，今やっていないどんなことをしているでしょうか？
8．それをすることは，あなたにどう助けになるでしょうか？
9．ご家族は，それがあなたの助けになっていると，どんなことから気づくでしょう？
10．この改善を続けていくためには，何をする必要があるでしょうか？

第3章
クライエントにとって達成可能な解決

　クライエントに役立つ唯一の解決は，クライエント自身が創り出した解決であって，専門家が作った解決ではない。この考え方は嗜癖治療の分野ではラディカルなものである。長い間，この分野の専門家たちは，しらふになるために何をすべきかを教えるのが自分たちの仕事だと信じてきた。AAのプログラムでは知ったかぶりした人が，「君が変えなきゃいけないのは，人間関係，場所，考え方に始まって，とにかく全部だよ」と言うのをよく耳にする。こういった思考から，この分野の専門家は，クライエントは専門家の言うとおりにしなければいけない，さもなければ恐ろしい再発の危険を冒すことになるし，結果として死を招くことになると主張する（Johnson, 1973）。これが援助的なアプローチだとは思えない。我々の経験では，クライエントは自分のしたいことをして，「専門家なんてまっぴらだ」と言うことになる。多くの研究の結果によると，最もうまくいくのは，クライエント自身の選択に基づいた治療である。セラピストがクライエントの言うことに耳を貸さず，彼らが手助けして欲しいと思うやり方で援助しない場合，クライエントは治療をドロップアウトしていくだろう。我々は，たとえそれが小さなものであるにしても既にうまくいっていることについてクライエントから教えてもらい，彼らの言葉に注意深く耳を傾ける。そしてクライエントがもっとそれをするように働きかける。これによってクライエントの動機づけが高

> **キーポイント**
> **より大きな見通しを持つこと**
>
> 　アルコール・薬物乱用を自分のセラピーの中心に置くのはやめて，もっと広い視野を持ちましょう。クライエントが仕事の面でうまくやってきた歴史，健康管理をしてきたこと，友情を育んできたこと，パートナーや親や子供たちと長い間関係を築いてきたことに目を向けましょう。そして自分にこう尋ねてみて下さい。「彼はこれをどうやってやってきたんだろう？」

まる。耳を傾け，それでもクライエントが行ってきたことが何もうまくいかなかったと分かった時には，ミラクル・クエスチョンやナイトメア・クエスチョンを尋ね，何が助けになるかを探し続ける。解決を築いていくには，家族メンバーを資源と見なすことが役に立つ。我々は問題飲酒者の家族に，きっとうまく回復できると家族が期待できる，どういう強さをその飲酒者が持っているのかを尋ねてきた。それによって家族が抱く期待を実証するような，非常にバラエティに富んだ可能性のある解決と例外を教えてもらうことができた。

いったんアルコール依存症というレッテルを張られると，その人は嗜癖を支えているとか，嗜癖を否認していると見なされる。飲酒問題を抱えた外科医が見事に手術を行うと，それは飲酒の隠蔽だと思われてしまう。個人を病理的に見ることは近視眼的である。問題飲酒者が，嗜癖とは無関係にやれている重要な事柄はたくさんある。例えば，彼らは何年も仕事をこなし，スケジュール通りに約束の時間や会議に現れている。クライエントとその家族に，彼らがこれまで解決してきた大変な問題

臨床現場からの質問

「このクライエントには瞑想が役立つだろうと私が知っている時には，それを教えてあげるべきですか？」

セラピストは，クライエントにとって役立つことをたくさん知っていることでしょう。しかし，クライエントが変化のためにどういう良い考えを持っているかを尋ね終わるまでは，そのような提案を差し控えることをお勧めします。例えば，クライエントが「もっとリラックスしたい」と言った時，それに飛びつき，リラクゼーション法を教えるのが自分の務めだと思われるかもしれませんが，それは役には立たないでしょう。なぜなら，それはクライエントの考えではないからです。クライエントはその提案に従うかもしれないし，従わないかもしれません。それよりも，飲酒問題とは関係なく，彼らが既にやっているリラックス法を探す方が良いでしょう。どんなに重症の問題飲酒者でも，禁酒している間リラックスするためにしている何らかの方法を持っているものです。セラピストは既にうまくいっていることを注意深く探し出し，クライエントにそれを繰り返してもらうようにして下さい。

と，それをどうやって乗り越えてきたのかを尋ねることで，再び成功についての彼らの豊かな歴史を教えてもらえることになる。我々の臨床経験によると，ほとんどの問題飲酒者が「どうしようもない」生活とは程

遠い生活を送っている。クライエントによると，彼らは問題飲酒があるから，自分の人生をより慎重に送らざるを得なかったと言う。嗜癖の医学モデルではこれを「コントロール」と見なすだろう。しかし我々は，それは問題飲酒の償いというよりも，飲酒を減らしたり緩和させることで変化を起こす方法であり，既にうまくいっていることをもっとやる好機だと考えている。クライエントがうまくやっていることは，どんなことであれ繰り返してもらうべきである。

　ノームがさまざまな嗜癖治療の機関から集まった臨床スーパーバイザーのミーティングで，達成可能な解決の概念を説明していた時のことである。彼は，「そりゃあナンセンスだ。アルコール依存症の人間に，しらふでいるために何をするか決めさせるなんて正気の沙汰じゃないね。AAで言っているように，酔っ払うのが彼らの**精一杯の考え**なんだから」という発言で遮られた。嗜癖問題のセラピストを燃え尽きさせるのは，この類の考え方である。クライエントのほとんどは同じ目標を持っていて，その目標にバリエーションをつけて我々を訪れる。つまり，彼らは自分の人生を今よりも良くしたいのである。クライエントの中には，酒をやめれば人生はもっと良くなるだろうと考える人もいれば，飲み続けながら量を減らせば良いと考える人もいる。自分の人生が良くなるには，他の人が変わることを望む人もいる。そして，最終的に人生は生きるに値すると満足するには時間を要する人もいるだろう。

　クライエントが示す目標は，どんなものでも良い出発点になる。クライエントが解決を築き上げるのを手助けしていると，セラピーを楽しいと感じワクワクする。我々がこの仕事に興味を抱き続けることができるのは，セラピーにおいて，解決が驚きに満ちたものであり多様性があるからである。セラピストが燃え尽きたと聞くことがあるが，そうなるのはセラピストがクライエントと共に解決を築くことをやめ，ある方向の解決を無理強いしようとしたからである。各セッションが沈滞した雰囲気で，前回の繰り返しになっている時には，セラピストはクライエントが目覚めるように働きかけ，解決構築に着手するようにしなければならない。

　目標とは，クライエントが面接に持ち込むものである。そして解決は，

セラピストとクライエントが協同作業で築き上げるものである。クライエントが「酒を飲むのをやめたいんです」と言う時に，我々は「分かりました。それがあなたのすべきことなんですね」とは言わない。達成可能な解決は，これまでにうまくいったことは何か，もう一度それをしたらどんなことが違ってくるだろうか，というような我々の質問に対するクライエントの答えから得られる。

以下に，"よく形作られた解決"のガイドラインを紹介しよう。
1. それがどう役立つかをクライエントが知っていること。
2. ある行動をすることや，ポジティヴで健康的な何かのスタートとして表現されること。
3. 最初の小さなステップ，あるいはその小さなステップの継続を導くものであること。
4. クライエントとセラピストの両者が，違ってくるだろうとか違いを創り出すことができるだろうと思えるものであること。
5. はっきり限定された，具体的で測定可能な言葉で表現されること。
6. 現実的であること，つまりクライエントがそれを実行できること。
7. クライエントにとって，それを実行するのは大変なことだと感じられること。

断酒対節酒

ソベルら（Sobell & Sobell, 1978）が25年前にアルコール依存症の治療分野に大きな論争の火ぶたを切ってから，科学的な立場の人々とアルコール依存に関して信念に基づいた考えを抱いている人々との間の論争が今も続いている。我々はこの論争のどちらかの立場に加担するつもりはない。我々の考えは実践的で，何がうまくいくかに興味がある。ほとんどの場合，断酒はうまくいっている（Hester & Miller, 1989；Orford, 1985；Orford & Edwards, 1977）。断酒も節酒も良しとするアプローチでも，長期的には断酒の方が良い結果を示している。したがって断酒した

いとクライエントが望めば，それを賢い選択として励ます。しかし，断酒だけが有効とするアプローチに異議を申し立てる確かな研究結果もたくさんある。文献で頻繁に取り上げられる変数（依存の重症度と断酒対節酒）は，結果を比較検討すると，成功率とは関係がないようである（Foy, Nunn, & Rychtarik, 1984 ; Rychtarik, 1987 ; Sanchez-Craig, 1983）。

だから我々は，クライエントが「完全に酒をやめたいとは思わない。ちょっと減らしたいだけなんだ」と言っても，慌てたりしないし，厳しい説教をするということもない。嗜癖治療の分野で専門家が認めようとしない事実の一つに次のことが挙げられる。それは，断酒派と節酒派の論争では，これが「最良の」戦略というものが存在しないということである。治療目標を断酒にするか節酒にするかに関しては特に，他のどの要素よりも，クライエントがどちらを好むかということが結果が成功するかどうかを予測する一番の指標となる。(Isabaert & Cabié, 1997)。クライエントの目標が飲酒量を減らすことにある時は，クライエントが既にやってみてうまくいった

臨床現場からのヒント
「教えるのにふさわしい瞬間」を探すこと

変化の道具として教育的な情報は非常に価値あるものです。この情報をどう伝えるかで，聞き手が情報を受け入れるかどうかの分かれ目となります。教える側が相手に十分敬意を払い，共に考えていこうという姿勢を見せれば見せるほど，聞き手がメッセージを聞き入れる可能性が高まっていきます。

こう尋ねることから始めましょう。「アルコールが身体にどう作用するか，誰かあなたに話しましたか？」「アルコールが自分の身体にどう影響を与えたかについて，あなたはどんなことに気づかれましたか？」「あなたにダメージを与える作用について，どんなことを聞かれましたか？」クライエントの答えに注意を払うと，こういった質問がクライエントの好奇心を刺激し，自分の心の枠組みをもっと理解しようという気持ちになっていくのが分かります。身体を前に乗り出して興味を示しているように見えるかもしれません。これが治療セッションでの「教えるのにふさわしい瞬間」です。

有益な情報を伝達するのに良いもう一つの機会は，セッションの終わりにメッセージを伝える時です。その中でクライエントをコンプリメントして課題を出しますが，このコンプリメントの直後がその瞬間です。最初にまずこう言って許可を求めましょう。「面接の間，アルコールがあなたの身体にどう影響を与えるかに興味をお持ちのようでしたね。この点について私の持っている知識からもう少し情報が欲しいとお考えですか？」クライエントが「はい」と答えた時には，教えるのにふさわしい瞬間をつかんだことになります。

ことは何か，そして次に試すとしたら他のどんなことが役に立つだろうかということから，解決を構築していく。臨床経験から分かったのは，クライエントはいったん酒なしの生活の利益を経験すると，後で気持ちを変えて酒をやめようと決心するということである。

選択のできるアプローチ：柔軟性が一番の薬である

ソリューション・フォーカスト・セラピーを使い始めてすぐに気づいたのは，治療プログラムはできるだけ幅広く柔軟性のあるものでなければならないということである。一般的なアプローチの治療プログラムだと，すぐに失敗してしまう。一般的なアプローチでは，すべてのクライエントはある地点から出発して別のある地点に到達すべきであり，その地点は専門家が決定する。クライエントの目標と解決を治療計画に取り入れてみると，それらを伝統的な治療の中に押し込むのは難しいことが分かった。伝統的な治療では診断をし，回復の段階が固定されており，治療計画がパッケージ化されているからである。クライエントは，初期段階から始まり，中期を経て，最終段階に達するというわけではない。クライエントの望む解決は多岐にわたっており，伝統的なAAの12ステップより，目新しく，創造的で，普通は見られないような解決もある。集中的な外来プログラムも，他のどんな回復プログラムさえも修了していないクライエントが，回復者のグループに継続して参加するという解決を望んだこともある。

唯一達成可能なのは，クライエントのリソースを活用できるように誂えた，柔軟で幅広いプログラムを作ることである。我々はメニューを選べるアプローチをお勧めする。個人療法，夫婦療法，家族療法，グループ療法，支援グループ，解毒治療，集中的外来グループ，デイケア・グループ，入院リハビリなど，選択肢が豊富で，クライエントがそれらをミックスしたり組み合わせて使えるように，このやり方を用いてほしい。これらのサービスのメニューが直線的であるよりも周期的なものであれば，クライエントは自分独自の目標と解決に向けて，彼らが納得するやり方でこのプログラムを開始し修了することができる。ケア・マネジメントや救急治療の分野でサービスのメニューを修了するのに必要なこと

は，リソースを十分考慮したプログラムを展開させることである。

　周知のように，ヘルスケアはこの10年で劇的に変化した。アルコール治療の支払い基金は，責任と義務を要求している。保険会社は，診断に基づいたアルコール治療を正当なものと簡単には認めなくなっている。つまり，実績のあるプログラムで十分に練られた治療計画を見たがっているのである。政府の支払い基金は厳しい経費節減に直面しており，従来の理論モデルに立脚したプログラムに資金提供する余裕はもはやないだろう。治療成果により，どのプログラムが資金援助を得るのか，あるいは得ないのかが決定される。要するにプログラムは，クライエントがこれまで長い間やってきたというリソースを保護することを余儀なくされている。クライエントはリソースを守ることにかけては専門家である。クライエントは，変化を起こすためにどれ位のお金をつぎ込めるか，回復するのにどれくらいの時間やエネルギー，人の援助が必要かを正確に知っている。我々がクライエントに与えるインパクトを最大限のものにするために，彼らの専門性をプログラムを計画する際に活用すべきである。プログラムは，クライエントのニーズに合うように，そして彼らが速やかにそれに参加できるようにしなければならない。

　しかし，治療のオプション・メニューだけを独立させることはできな

ベルギーのブルージュでの選択モデル

　ラック・イザベルト医師は，ブルージュのセント・ジョーンズ病院の精神科医局長でアルコール・薬物乱用治療の責任者でもあります。彼は，3週間で行える革新的で有効な選択モデルについて報告しています。

　アルコール乱用の重症度にかかわらず，すべての患者はまず1週間の入院プログラムに参加し，この期間に多くの患者はアルコール解毒します。この間に彼らは，断酒プログラムにするか適正飲酒のプログラムにするか，自分で選ぶことができます。治療の第2週目では，入院か外来か，個人療法か集団療法か夫婦療法か家族療法かを選択します。3週目でもこうして選択していきます。セント・ジョーンズ病院の報告によると，多くの患者は治療期間中に治療の焦点と内容について考えを変えるということです。2年後と5年後の追跡調査では興味深いデータが得られています。

> ### 地域健康計画でうまくいくメニュー・アプローチ
>
> 　ニューヨークのハドソンバレー地区での地域健康計画（CHP）のアルコール・薬物乱用プログラムでは，1年以上にわたって外来サービスでメニュー・アプローチを利用して成功しています。グループが活用されていないという現実に直面して，スタッフは伝統的なプログラムを選択方式に変更しました。グループの参加者が増えただけでなく，ユーザーの満足度も向上しました。この革新的なやり方は，CHPのスタッフ・モデルのクリニックでのアルコール・薬物乱用プログラムと精神保健プログラムに取り込まれています。

い。柔軟な治療プログラムは，上級マネジャーから現場の臨床スタッフに至るまでそれぞれ意思決定が自由にできて，実行しやすく素早い対応が可能なシステムによって支えられている時に，初めて柔軟性を維持できる。

　プログラムの伝統的なモデルでは，クライエントにとって何が良いことかを知っているのは専門家なので，専門家がプログラムを考案した。一方，新しいリソースを十分考慮した協同的なアプローチでは，クライエントにとって何が最良かの決定は，セラピストとクライエントが一緒に行う。クライエントはセラピストと共に治療し，解決を構築する。クライエントのリソースと治療プログラムのリソースが合体することで，その解決は治療計画に組み込まれる。これは非常にダイナミックなプロセスであり，最初から最後まで多くの変更が求められる。システム・マネジャーは，プログラムの意思決定が独立していて柔軟であり続けるように注意を払い，プログラム・マネジャーは，ユーザー・グループ（セラピスト，クライエント，雇用者，ケア・マネジメントの受付）の期待するものが変化した時にはすばやく対応できなければならない。

　プログラム・マネジャーはまた，適宜プログラム治療の提供についての決定もしなければならない。そのためには，実行経路が役立つもので，容易にアクセスできて，道案内しやすいように作られたシステムでなければならない。このような組織化された構造とサービスの提供システムの柔軟性がなければ，ここで述べたような最も効果的な治療モデルでさえ，実行するのは難しいだろう。効率と効果の重荷は，クライエントや

セラピストだけが背負うものではない。

　リソース・マネジメントの議論でしばしば忘れられているのは，雇用者の存在である。彼らが我々に支払い小切手を切ってくれるのである。ケア・マネジメントは目下アメリカで栄えているが，それは伝統的な保険補償のプランと伝統的な治療が，雇用者の要求する効率的で効果的な治療の基準を満たしていないからである。雇用者は，スタッフと治療グループに生産性も要求している。雇用者は治療の効果を，スタッフの生産性，リハビリ期間の短縮，スタッフの仕事上の問題の軽減，コストの削減といった指標で測っている。リソース・マネジメントのためには，クライエント，サービスの提供者，そして雇用者の間の協力体制を作る必要があることを認識しなければならない。雇用者のニーズはもはや治療計画と無縁ではない。彼らは治療プロセスの中心的な位置をしめるようになった。これはビジネスの面でも臨床の面でも大事な考えである。これらの人たちと良好なパートナーシップを結ぶことで，クライエントが自分の未来とリソースに影響を与える治療決定の際に発言する機会を与えられることになるからである。

第4章
課　題

　クライエントの達成可能な解決とプログラムの選択が一致した時に，治療計画はでき上がる。課題は，クライエントの実生活の環境において実施する治療計画である。ソリューション・フォーカスト・セラピーにおいて課題は，論理的で理にかなったもの，クライエントにとって分かりやすいものでなければならない。クライエントがもう解決に向かって動き出しているならば，「既にうまくいっていることをもっとする」という課題になる。実際，一番良い課題とは既にうまくいっていることをもっとする，というシンプルな作業である。それ以上に論理的なものがあるだろうか？

うまくいっていることをもっとする

　成功を構築するために最もシンプルでやりやすく効果的な手段は，こ

臨床現場からの質問

「何年も前ですが，戦略的なセラピストたちとチームを組んでやっていた頃，手の込んだ課題にうんざりしてしまいました。クライエントを操作しようとしているように思えたのです。ここでいう課題は，どんなふうに違うのですか？」

　あなたは多分，課題を問題解決のカギと見なしている多くの戦略的なアプローチの治療のことを言っているのでしょう。彼らは，クライエントの解決とは，問題を除去しセラピストやチームがもっと機能的だと思う行動と置き換えることだと考えています。これには多くの巧妙な課題と操作が必要とされます。あなたの観察は正しかったのです。私たちには，クライエントの解決が病的な反応だという前提はないので，彼らを良い方向に操作する必要もありません。私たちの考えでは，多くのクライエントの解決は既に適切なものなので，彼らにはこれまでうまくいっていることをもっとして欲しいだけです。私たちは，善良な人たちがより良く生きられるための援助をしようとしているのです。

れまでにクライエントがアルコール・薬物問題において成功した解決を実行し続けるように伝えることである。この提案は，我々が最もよく使う課題である。この課題をクライエントに提案するには，クライエントがこれまでに使ってきた多くの有益な作戦について語るような対話が必要となる。これらの対話の調子や内容は強調してもしすぎることはなく，例外が語られ明確になるように，何度も繰り返す価値がある。

最もやりやすくシンプルなことをする

クライエントにとっての解決が新たなものの時には，うまくいきそうな最もやりやすいことをするように提案する。クライエントは，目標を達成するために自分がやってみようと思うことについて良いアイデアを持っている。彼らの多くは，生活をきちんとするために，あれをしなさい，これをしなさい，と家族からも友人からも言われ続けてきている。受けたアドバイスに従わなかった多くのクライエントでさえ，それはいつも覚えている。これらのアドバイスのいくつかが，やってみたら良いこととしてセラピー中に出てきたら，最小限の努力で最も変化するだろうという尺度を使って，クライエントがその優先順位を決めるように援助する。クライエントは愚かではないので，変化のためには多大な努力を強いられることを知っている。最小限の努力で最大の利得を

臨床現場からのヒント
課題の一般的ルール

一般的に，課題は二つの型に分けられます。「うまくいっていることを，もっとする」「試みた解決がうまくいかない時には，何か違うことをする」

1. 大きいものよりもより小さい課題から，複雑なものよりもよりシンプルな課題から始めましょう。
2. 普段の生活からかけ離れていないもので，クライエントの積極的な努力を伴う課題を提案しましょう。
3. 明確で具体的なものにするよう，時間をかけて課題を発展させましょう。
4. 課題に失敗はありません。たとえクライエントが課題をしなかった時でも，クライエントが面接と面接の間にしたことで役立つあらゆる面について考えてみましょう。
5. 課題を一つの試みと呼ぶようにしましょう。
6. セラピストが課題を提案したということを憶えておきましょう。

得るために課題が重要だと認めることにより，変化がどれだけ大変なものかセラピストが理解していることがクライエントに伝わる。その困難さに同意し，コインを投げて決めるというように，その日ごととかランダムなリストから，一番シンプルでやりやすく小さな変化を起こすようクライエントに求める。

ごくまれに，セッションの終わりに近づいても，すべての可能性のある解決がクライエントの目標とまったく合致していないことがある。こんな場合には，他のクライエントとのうまくいった経験が役に立つ。同じような状況にあった他のクライエントにとってうまくいったことを，今目の前にいるクライエントに提案してみてもよいだろう。このような教育的アプローチは，誠実で受容的で押しつけがましくないやり方で行われれば，とても役立つ。クライエントが一つの可能性のある解決として，他の人にとってうまくいったことを試してみる価値があると思ったならば，それを課題として出すとよい。次の面接でその解決が成功していたら，賢明にもクライエントがその解決を選んだことに喜びを表わそう。その課題が失敗していたら，セラピストが道に迷わせたことを率直に謝るようにする。そして中断していたところからやり直し，「それが失敗した時，あなたはそれよりもっとうまくいくどんなことをなさったんですか？」と尋ね，例外を探そう。

> **臨床現場からのヒント**
> **コイン投げで決める変化**
>
> クライエントが「うまくいきそうなことをもっとする」のを援助するために，コイン投げをするように依頼します。そして，表が出たらクライエントは彼らが役立つと述べた行動をしなければなりません。裏が出たらいつもと全く変わらない日を過ごします。彼らは生活の中で，表と裏の日の違いに気づくでしょう。より良い一日が送れるからと，表が出るまでコインを投げ続けるクライエントがたくさんいることに驚かされます。特に子供たちはこのコイン投げの課題が大好きで，インスーは旅行から持ち帰った外国のコインをあげて，彼らがそれを続けるよう勧めています。

夫婦に対する課題

夫婦面接の場合，解決の価値に対する両者の考え方の違いから，解決

から課題への論理的な流れが複雑になることがある。夫婦が，自分たちの争いが相手のせいで起きていると思うことはよくあることで，予期されることである。例えば，夫は妻が小言を言うことに不満を述べ，妻は夫がすぐ逃げると不満を訴える。彼らの争いや口論は，二つの異なる見方に対する不一致と考えることもできる。セラピストはしばしばどちらか一方に同意するよう期待される。もちろん一方に同意するということは，セラピストを無力化させ役に立つことではない。我々は，問題の解釈や原因よりも，解決に大きな関心を持っている。したがって，その夫婦が関係を改善したいという同じ結果を求めている限り，彼らの衝突している考え方を，解決に向かうための二つの可能性のある道と見なすことが容易である。両者が一緒にいたいという同じ結果を求めていることが（例えばスケーリング・クエスチョンを使って）明らかになったら，関係を改善するための彼ら独自の貢献として，それぞれの努力を承認し，支持することが大切である。そして二人がもっとする必要のある課題を探そう。

　たとえ夫婦が相手の変化を待っているというやり方を取っている時でも，チームでいるために相手がしていることに，それぞれの注意を向けるよう手助けすることがセラピストの役目である。ノームが，エリックとローラという夫婦と面接していた時のことである。彼らはうまくコミュニケーションがとれる時の秘訣として，反撃を怖がらずに話をするということで一致した。つまり二人とも，相手が何をするか何を言うかを恐れ，怖がらずに話しをすることを恐れていた。彼らには怖がらずに話せていた時期があったので，ノームはどんなふうにそれをしたのかを尋ねた。残念なことに，彼らはこれらの小さな成功をどうやって成し遂げたのか定かではなかった。ノームは，それぞれが「恐れのないコミュニケーター」になる日を一日選び，それがどの日かは相手には内緒にするという課題を出した。彼らは自分がどうやってその課題をするか分からなかったので，やるだけやってみようと同意するしかなかった。何が違うかを見つけるために観察し，相手が選んだのはどの日だったかを当てるよう指示された。次の面接でエリックは，妻の「恐れのない日」を当てることができたが，ローラの方は彼のその日を当てられなかった。こ

セラピスト・クライエント関係と治療的態度	
関係性のタイプ	治療的態度
ビジター・タイプ関係	頻繁にポジティヴ・フィードバックを与えること。成功をコンプリメントすること。うまくいかなかったことを繰り返すのを避けること。"隠れたカスタマー"を探すこと。課題を出さないこと。
カスタマー・タイプ関係	そこにとどまっていることをコンプリメントすること。献身，信頼，希望をコンプリメントすること。面接前の変化をとらえ，例外に十分注意を払うこと。"うまくいっていることをもっとする"という課題により，変化を強化すること。

の"ゲーム"に負けたかったわけではないが，彼は毎日恐れずにいるようにしていたことが判明した。また，お互い怖がらずに話しをするためにやったことを注意深く観察することで，反撃の恐れを克服するために何をする必要があるか，彼らは一致した考えを持つことができた。

課題を出す

　課題を出すということは，クライエントの日常生活の中にセラピーを拡張させる方法である。それによってクライエントは，自分たちの日常生活にフィットした解決を練習し，経験し，修正することができる。課題は，クライエントが望む未来を思い出し，自分たちにとって良いことを行うことを目的としている。我々はあるメッセージを前置きして課題を出す。そのメッセージとは，クライエントの問題の見方を承認し，良かったこと悪かったことに対する彼らの意見を根拠あるものと見なし，クライエントが解決をさらに続けていくためのいかに素晴らしい専門家かということを明言するものである。そして，今までのクライエントの問題や解決についての考え方に影響を与え，変化の道への最初のステップとなるようなセラピストの見解を提供する。以下は，効果的なメッセージを伝えるのに役立つガイドラインである。

1. クライエントに同意すること。カスタマーは常に正しい。
2. クライエントの目標に同意すること。クライエントが望んでいることの賢明さを知ること。
3. クライエントの言語を使用すること。クライエントが最もよく使う言葉を常に三つ以上使って，メッセージの中に綴り込むこと。
4. クライエントにとっては大変な作業になるが，今がセラピーに通う良い時だということを強調すること。
5. 直接的そして間接的なコンプリメントをすること。クライエントが自分にとってどんな良いことをしているか，また目標に向かって進むためにこれまでしてきたことを明確に整理して伝えること。
6. 提案をする時には，シンプルな橋渡しのための言葉を間に入れること。課題の論理的根拠が，クライエントにとって理にかなったものかどうかを確認すること。この時，クライエントの言葉を使うこと。
7. すべての課題は，クライエントが成功できる，自分自身にとって良いこと役立つことをする力を自分が持っている，と思えるようになるための助けになるものであること。
8. シンプルでやりやすく実行可能な課題を出すこと。

> **キーポイント**
>
> **課題を出す時の前振りに役立つ言葉**
>
> 「今が何かをする時だというのに同感です」
> 「あなたの問題がどんなに深刻か確信したので……」
> 「……だということは，私にもよく分かりますから」
> 「私には，あなたのような問題の場合は，何か行動を起こす必要があるようにも思えますし，その一方でもっと見直してみるべきだという気もするのですが」

最もよく出される課題

1. 治療前の変化や明らかな例外がある時は，すでにうまくいっていることを「やり続ける」とか「もっとする」ために，何が必要かクライエントと話し合う。
2. 明確で行動に関する具体的な解決像（ミラクル・クエスチョンに

よって，または悪夢のような日を防ぐために）が描写された時は，クライエントが都合のよい時間，曜日，場所を選び，実際にその解決が起こったふりをしてみるように提案する。ここでは，課題をするかどうかよりも，それがクライエントの生活（飲酒，結婚生活，仕事等）にどんな違いを生むのかに気づくことを重視している。

3．成功がきわめて少なかったり，例外がほとんどなく，クライエントがどうやってこれらの成功を達成したか描写できない時には，コイン投げを試すように提案する。そうすれば，クライエントは自分自身の成功戦略にもっと意識を向けるようになる。ひとたびクライエントが成功手段に気づけば，これらの手段を繰り返すのがたやすくなり，成功を増やすことができる。

4．たとえセラピーで扱われる問題とは直接的な関係がない場合でも，クライエントがしていることで，健康で，役に立ち，日常生活の中でよりうまく機能することは，どんなことであれ強調し，繰り返す価値がある。人は時に，困難な問題を解決しようとして袋小路に入り，努力すればするほどそれにはまってゆく。しかし，問題を解決しようとすることを止めたとたん（例えば散歩をして），解決が文字通り頭にぱっと浮かぶことがある。クライエントは，よくこの現象を報告する。したがって，成功した行動と問題との間に明確な繋がりがなくとも，その成功した行動を繰り返すようにクライエントを励ますことが大切である。

第5章
初回面接以降

　セラピーとは，魅力的で神秘的なものだが，時には狼狽させられることもある。たとえマスター・セラピストであっても，面接がどのように進んだのか，次のセッションまで分からないからである。オーストラリアのセラピストで，『ブリーフセラピーへの招待 A Brief Guide To Brief Therapy』(邦訳：亀田ブックサービス，1998) の共著者であるブライアン・ケイド (Brian Cade) は，拒食症の若い女性との面接ビデオを出している。最終回の面接で彼女は，機能不全の家族力動に対するブライアンの洞察が，彼女と祖母との関係について新しい（そしてとても役立つ）見方をするために助けになったと賞賛した。しかし，そのクライエントもブライアンも，面接中に家族力動について触れたことは一度もなかった。にもかかわらず，どうしてだろう？　人は皆それぞれ，ある出来事に対して意味づけをしたり，それを理解するために物事を解釈しようとする。クライエントも同じことを彼らなりの方法でしている。しばしばセラピストの理解不足で，ある出来事に対してクライエントと同じ意味づけをする機会を完全に見逃すことがある。それは，もしセラピストがクライエントがどうやってセラピーをうまくいかせているのかを知らなければ，それをもっとすることはできないし，セラピストがうまくいっていることをもっとすることができなければ，成功を予想することがさらに難しくなる，というジレンマを引き起こす。成功を予想するということは，どのクライエントにとっても特別な価値があるというものではないが，プログラムを計画したり，隠れたリソースを分類するのに役立つことがある。

　クライエントが成功するかどうかに対しセラピストが知らないという姿勢を保つことと，クライエントが成功の機会を増やすための特別なリソースを必要としているか知っておくべきだということとのギャップを埋めるために，ノームはある実験を試みた。それは，臨床家が初回面接

臨床現場からの質問

「アルコール依存症者を治療するセラピストにとって，セラピスト自身が回復した経験を持っていることは大切だと思いますか？」

　回復したことのある専門家はクライエントとよりうまく関われるとか，クライエントがそういったセラピストとより良い関係を持つという件については，いつも論争があります。当然のことながら，まず自己開示に関して答えなければ，この質問にも答えられないでしょう。クライエントは，セラピストの人生について話を聞きにセラピーに来ているわけではありません。しかし時にクライエントは，自分のセラピストがどんな人生を歩んできたのかを知りたがります。私生活に関する質問に答える前に，私たちはその情報がクライエントにとってどのように役立つのかを知りたいと思います。クライエントが必要としていることについて話し合い，ごくまれですが私生活を開示した方が良いという結論に達することもあるかもしれません。もしそのような質問が続くならば，事務的に答え，そしてクライエントの解決に焦点を当てることに戻るとよいでしょう。

　クライエントによっては，似たような問題を抱えた人たちと関わることがとても重要なことがあります。似たような問題を持った人々が有効な生活を送っているのを見ることは，しばしばクライエントに希望と前進する力を与えてくれます。これがセラピーにとって重要な場合には，AAや私たちのクリニックの回復サポート・グループをクライエントに勧めます。地域や回復グループで無料利用できるものがあれば，そちらを紹介します。

の後で記入して点数をつける成功予想スケール（付録参照）を用いたものである。その尺度は，自分の人生の変化にあまり興味を持たずにセラピーに来た（隠れたカスタマー関係の）クライエントよりも，実行可能な例外を持った（カスタマー関係の）クライエントの方が，よりセラピーで成功するだろうという想定のもとに作成された。しかし，ノームはその結果に驚かされた。100人以上のクライエントに対し，セラピーにおける実際の成功率を比較検討したところ，クライエントの初回来談時の状態と肯定的結果との間に相関性はなかったのである。それは，ソリューション・フォーカスト・セラピーが，クライエントが何を望んでいるかをより正確に知り，そして**クライエント自身**が持っているリソースの有効利用によって彼らが成功を得られるよう援助するために非常に役

に立つ，という結論を導き出した。

実行可能なセッション・ノート

　我々が知っているほとんどのクリニックや病院では，いまだにSOAP (subjective：主観的, objective：客観的, assessment：アセスメント, plan：プラン) 記録を使用している。ソリューション・フォーカスト・セラピーを用いている現場の臨床家と話すと，いつもSOAP記録の問題点が討論され（例えば，それはセラピスト中心主義だ，病理志向だと），この記録を書くことは難しいと不満を述べる。ソリューション・フォーカストの臨床家が，専門家的立場を排除し，肯定的で楽観的な方向にクライエントが向かうことに焦点を当てた面接をした後で，こういった記録を書かなければならないからである。SOAPのフォーマットでは，**客観的**観察や熟達した**アセスメント**用語で規定の**プラン**における専門的見地から考えることを強いられる。ソリューション・フォーカストの概念を用いている献身的な臨床家が，能力に基づいた面接記録から病理に基づいた記録をするために頭を180度切り替えなくともすむように，我々はシンプルなソリューション・フォーカストのセッション・ノートを開発した（付録参照）。それは，アルコール・薬物乱用治療を行うクリニックの医療的記録の要求をほとんど満たすものである。

> **臨床現場からのヒント**
> **一つ言葉を変えるだけで違いが生まれる**
>
> 　「なぜ？」という質問を，「どんなふうに？」とか不思議そうに「どうやって？」という質問に置き換えれば，即座にソリューション・フォーカストになります。「どうしてお酒を飲むの？」と聞く代わりに，「あなたがお酒を飲むのは，きっともっともな理由があるんでしょうね。あなたのそのもっともな理由を教えて下さい」と尋ねましょう。ゆったりと腰掛けて耳を傾け，それから「分かりました。よく理解できますよ。他にお酒を飲むもっともな理由は何でしょう？」と尋ねて下さい。驚く準備をして！

2回目，そしてそれ以降の面接

　ほとんどの他の治療モデルと異なり，ソリューション・フォーカスト・セラピーでは，変化に対する障害を取り除くことよりも，人々が変

> **臨床現場からの質問**
>
> **「どうやってソリューション・フォーカスト・セラピーが機械的になるのを防ぐのですか?」**
>
> 院生カウンセラーがソリューション・フォーカスト・セラピーを使い始めた頃に,このような難しさをよく感じるようです。自分たちが,トレーニングで聞いたり本で読んだ質問をそのまま使っているように感じるからでしょう。ソリューション・フォーカスト・セラピーには,セラピーで起こるさまざまな状況に応じた質問がとてもたくさんあります。そのために混乱しやすく,このセラピーが単なる質問の一束だけのように思いがちですが,それは違います。ソリューション・フォーカスト・セラピーは,質問をすることを目的としたものではありません。クライエントの答えを聴くものです。良いセラピストが聴くと,セラピーは決して機械的にはなりません。この本で挙げている質問の例は,一つのガイドラインです。これらの質問をする時には,いつもそこにあなた方一人一人の流儀がさらに輝くことでしょう。実際,DSM-Ⅳの診断を下すためにたくさんの面接時間を費やし,専門家のアドバイスと「臨床的に検証された」治療計画をクライエントに与える伝統的なセラピーは,思いやりに欠け,機械的かつ治療を個別に取り扱っていないと思います。

化するための援助を重視している。セラピーを終えるのに十分な進歩を遂げたとクライエントが思うまで,うまくいくことをやり続けることや,うまくいくことをもっとするということに焦点を当て続ける。2回目以降の面接の課題は,クライエントが歩みだした小さな変化を拡大し,それをさらにもっとするための動機づけを強化することである。

EARS

飲酒問題を抱えたクライエントの2回目以降の面接における回復援助プロセスをセラピストに指導するために,我々は古いEARSを再編したガイドラインを発展させた。EARSとは,引き出す(Elicit),拡大する(Amplify),強化する(Reinforce),最初に戻る(Start Again)という過程である。

引き出す

肯定的な変化について尋ねること。

1．「どんなことが良くなりましたか？」「生活を改善するために，何をなさったんですか？」といった質問で面接を開始する。「何か良くなったことがありますか？」とは尋ねない。なぜならこれは否定的な答えを引き出す傾向があるからである。「＿＿＿＿＿＿は，どんなことが良くなったと言うでしょうか？」と尋ね，面接の間中，変化の関係性の側面を探求すること。
2．クライエントが不満を述べる時には，「一番ましだった日はいつですか？」「一日のうちで一番良かったのはいつですか？」と尋ねること。「ほんの短い時間でも，あなたがお酒を飲んでいなかった時のことを教えて下さい」と尋ねて例外を探し，それから「どうやってそれをしたのですか？」と最後まで探索を続けること。
3．クライエントが逆戻りを報告する時には「どんなことを学びましたか？」「今回はどんなことがましでしたか？」「挑戦し続けるのに，何が役に立ちましたか？」と尋ねよう。クライエントが逆戻りを報告する時には，たいていその時からさかのぼって24時間以内に何か否定的な出来事が起こっていることが多い。その週を振り返ってみると，その逆戻りの直前まではうまくやっていたということがよくある。
4．クライエントが困難さを報告する場合には，「これまでどうやって対処したのですか？」「何が役に立ちましたか？」と尋ねよう。

拡大する
肯定的な変化の詳細について尋ねること。
1．いつ：「いつ起こりましたか？」「それから何が起きましたか？」
2．誰：「誰が気づきましたか？」「他に誰が気づきましたか？」「どんなふうに彼らは反応しましたか？」「彼らが違う反応をした時，あなたは何をしましたか？」「彼らが気づいたことが，どんなことからあなたに分かりますか？」
3．どこ：「そこでどんな助けになることがあったんですか？」「どこか他で，それと同じことができますか？　どこででも？」

4．どうやって：「どうやってそれをやったんですか？」「それをすることが良いことだと、どうやって分かったのですか？」「どうやってあなたは（または他の誰かは）それをしようと決めたのですか？」「これがどんなふうに助けになりましたか？」「それをもっとすることができると、どうやって分かりますか？」

臨床現場からの質問
「ソリューション・フォーカスト・セラピーは霊的な力を信じますか？」

飲酒問題を抱えたクライエントの治療が成功した時に、霊的だったとか"信仰療法"と呼ばれるものだったりすることが多々あるので、これはとても大切な質問です。そういったアプローチをクライエントが支持するならば、私たちはそれに逆らいません。しかし、それがいくつかの状況において役立つ概念だったからといって、誰にでもそれを勧めるわけではありません。ハイヤー・パワーという思想を受け入れさせ、自分たちの生活や意志を放棄するよう強要するプログラムに、多くのクライエントが幻滅したという話をよく聞きます。フェミニスト・セラピストの中には、文化的束縛から解放された自己を築こうと努力している女性にとって、こういったアプローチは特に有害だと考える人がいます。

私たちは、特定の方向に変化するようクライエントに強いることなく、今ここで、彼らの立場を受け入れることが霊的ということだと思います。人の尊厳を尊重し、その人だけの価値を信じ、その信念に従って行動することが霊的ということです。

強化する

クライエントが確実に肯定的変化に気づき、それを評価できるようにすること。

1．非言語的：前にやや身を乗り出し、眉を上げ、ペンを取り、そして記録をとること。
2．言語的：驚きの表情で「もう一度言ってください！」「あなたが何をしたんですって？」と尋ね、話を留めること。
3．コンプリメント：実行したことに対してクライエントをコンプリメントすること。実行していなくとも、「あなたがゆっくり進むことの大切さをよく分かっていらっしゃるのは、とても良いことだと思います」と言って、クライエントをコンプリメントすること。もちろん、「どうやってやったんですか？」というセラピストの質問に、クライエントが「ビールを飲む前に何

か食べた方が良いってことは，自分でも十分よく分かってるから」と答えるような，セルフ・コンプリメントがもっとも良いものである。

最初に戻る

最初に戻って，クライエントが起こした変化に焦点を当てること。
1．「前回の面接から，どんなことが良くなりましたか？」「どうやってそれをやったんですか？」「それがどんなふうに役に立ちましたか？」と尋ねること。
2．「他に何に気がつきましたか？」「それは違うことですか？」「どんなふうにそれは助けになりますか？」と尋ねること。また，「＿＿＿＿は，あなたのどんな違いに気がついたと言うでしょう？」といった関係性の質問も含むこと。

セラピーの終結：十分な時を知る

　伝統的セラピーでは，クライエント・セラピスト関係を変化のための媒介物と見なす傾向がある。セラピストがクライエントと作り上げる関係は，たった一つの最も重要な変化のメカニズムだと示唆する研究がたくさんある。我々の考えはこの見解とは若干異なる。いかなる試みも，クライエントにとって思いやりのある友好的なものになるようには努めるが，我々のクライエント・セラピスト関係についての考え方は，メアリー・ポピンズの「苦い薬でも，スプーン一杯の砂糖を混ぜると飲める」というせりふに似ている。クライエント・セラピスト関係は，変化を促進はするが，変化を引き起こすものではない。ソリューション・フォーカスト・セラピーは，クライエントが生活の中に変化をもたらす彼ら独自のやり方を探求することを強調しており，セラピストとクライエントが発展させていく受容的な関係は，そのための価値ある一要素だと考える。したがって，貴重な面接時間を友人作りのために費やすようなことはしない。多くの研究（Howard, Kopta, Kruse, & Orlinsky, 1986；Taube, Burns, & Kessler, 1984）が，外来診療においてクライエントがセラピストに期待する平均面接回数は6回だと示唆している。できる限

り早くうまくいくようにすることがセラピストの任務である。その仕事の一つは、セラピーが終結する時を決めておくことである。我々はこの仕事を初回面接から開始する。一般的な初回面接の質問は、次のようなものである。「あなたはもうセラピーを終えても良いということが、どうやって分かりますか？」「あなたが、もうここに来る必要がなくなったと思える時には、（あなた自身、他の人について）どんなことに気がつくでしょうか？」また、スケーリング・クエスチョンを使うことで、数セッション中にセラピーの終わりを知らせるような違いに、クライエントの興味を引きつけることができる。このやり方は、クライエントが自分の希望に満ちた将来を自分で創りあげ、セラピストはそのための手助けをするという我々の見解の表われである。セラピストに確固たる希望がなければ、人に望みを抱かせることもできないだろう。クライエントは、セラピーは延々と続き変化はゆっくりとした過程で起こるという間違った信念を持ってセラピーにやって来て、セラピストをがっかりさせることがよくある。進歩を計るための基準とセラピーの終結についての話をすることで、生活を改善する解決を構築するためのクライエント自身の能力をセラピストが信じている、という肯定的なメッセージを伝えることになる。人間の自己治癒力を信じているということを、面接を通じてさまざまなさりげない方法で伝えよう（時に

臨床現場からの質問

「クライエントが酒に酔って面接に現われた時どうしますか？」

クライエントが酔ってはいても意識を失うほどでなければ、話しをするには十分"しらふ"だと考えます。治療専門家の中には、酔ったクライエントと話をすることはまったくの時間の無駄だと思う人がいるかもしれませんが、「酔うと本音が出る」という古くからの諺もあります。しかし、クライエントが酔って面接に現われた時に困るのは集中力の問題です。彼らの話はふらふらと放浪しがちです。私たちは二つの大変役に立つテクニックを見つけました。（1）セラピストもクライエントも面接中ずっと立っておく。（2）外に散歩に出かけ、歩きながら話す。クライエントが集中できるのなら、"言語的治療"が座って行われなければならないという理由はどこにもありません。

注意：どんな場合でも、酔ったクライエントに車を運転して帰らせてはいけません。タクシーを呼んで自宅まで送らせましょう。必要に応じては警察を呼ぶこともあります。

はさりげないとは言えないやり方もあるが。ノームは，オフィスのドアの上に6インチの大きさで書かれた"解決"という紙を張っている）。

12セッション限定グループや30日間プログラムというように，回数や期間をもとにして治療プログラムの終結が決められている場合がある。我々は，回復が正しい方向に向かっているとクライエントが確認することのできるサイン，具体的で行動レベルでの評価が可能なサインをもとに，治療を評価し終結を決定する方を好む。これから先も，7または8のまま留まっていることができるというクライエントの自信は，終結の良い指標となるだろう。

逆戻りについては？

ほとんどのセラピストの見解に反し，クライエントは逆戻りの最中ではなく，（再び）飲酒をやめ始めた時に治療に戻ってくることが多い。クライエントは，以前の機能レベルに再びはい上がろうとしている最中なのである。嗜癖の医療モデルにおいて逆戻りは，クライエントがまったくのゼロから再出発すべきだということを意味する。AAのようなプログラムでは，メンバーが逆戻りした時には，しらふの日をリセットし，その日数をまた1日目から数え始めなければならない。我々はこの考え

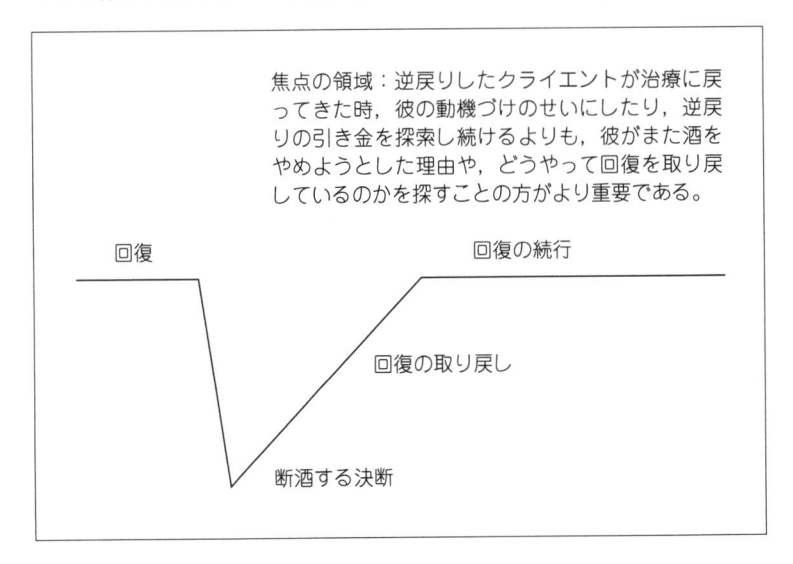

焦点の領域：逆戻りしたクライエントが治療に戻ってきた時，彼の動機づけのせいにしたり，逆戻りの引き金を探索し続けるよりも，彼がまた酒をやめようとした理由や，どうやって回復を取り戻しているのかを探すことの方がより重要である。

回復　　　　　　　　　　回復の続行

　　　　　　　回復の取り戻し

　　断酒する決断

方と異なる。逆戻りというのは，正常な学習体験であり，それはかつて成功があったということを意味している。つまり，断酒していた時期がなければ，逆戻りもありえない。よく知られているほとんどの逆戻り防止プログラムでは，逆戻りそのものに対しては何もせず，それが起こる直前に起こったことや，その逆戻りの引き金となったもの，例えばクライエントがどのくらい動揺していたか，何をし忘れていたか，どのくらい空腹で，孤独で，疲れていて，怒っていたかに焦点を当てる。しかし，我々は他の領域に注意を向けている。

1. 逆戻り期間が終わる直前に何が起こったのか？「また酒をやめる時だと，どうやって分かったのですか？」例えば次のように詳細な説明を求めて，クライエントが"再びやめる準備をしている"解決の瞬間を豊かに描写することが不可欠である。「やめる時だとあなたに教えたのは，何ですか？」「また飲むという計画がうまくいかないと気づいたのは，いつですか？」「またやめたいという自分の気持ちに気がついたのは，いつですか？」「酒をやめたいと思った時，あなたはどこにいましたか？」「あなた以外の人で，誰がこの決断をする助けになりましたか？」「再び酒をやめる所まで，どうやって辿り着いたんですか？」

2. その逆戻り前にクライエントがどうやってしらふでいられたのかについて詳細に知ること。そのクライエントの以前の回復が，今回の逆戻りで傷つけられたわけではない。クライエントの以前の回復について，できるだけ豊富に聴く準備をすること。

3. どうやってクライエントは今しらふでいられるのか？ほんのまれな例外を除いて，クライエントは酒をやめる決心をした**後**，または既にやめた**後**のどちらかに治療に戻ってくる。これにはきっと大変な努力が必要だったはずである。この努力を知ることは，今後の回復についての作戦を立てるのに役立つ。

4. 今回の逆戻りやしらふでいることは，前回と比べてどんなふうに違うだろうか？特に前にもそういった経験があった時には，どうやってクライエントが正しい道に自分で戻ってきたのか，その詳細に我々は大変興味がある。

多くのクライエントは，逆戻り後にセラピーに戻ってきているので，今回の治療はとても長い時間がかかるだろうと思っている。しかし，前述の質問に答えたあるクライエントの場合には，達成可能な解決を再構築するために，たった1回のセラピーしか必要とせず，それでクライエントとセラピストの両者が満足することができた。ほとんどのクライエントは，自分たちが既に知っている方法を思い出させてくれる人が必要なだけなのである。

他の治療機関に紹介するとき

我々の治療プログラムにとって，クライエントは貴重なリソースである。彼らは，わくわくするような変化のストラテジーで，グループにさまざまな解決をもたらす。セラピストは，彼らを自分たちの手元においておきたいと思うだろう。しかし，ケア・マネジメントの外来に勤務する場合，そこには臨床的に可能な限り，制限が少なく費用がかからない方法でクライエントと面接しなければならないというプレッシャーがある。これらの要素は，適切な治療水準を決定するプロセスの一部だが，セラピストの臨床的な関心事でもある。それ以上に重要なことはサービスの効率性であり，セラピストはクライエントにとって最も良

臨床現場からの質問
「否認するクライエントに対してどうしますか？」

否認というのは，その見ている人の視点によるものです。否認という言葉は，クライエントが専門家に同意せず物事を同じように見ない時に用いられます。クライエントを"否認している"と記述することは，役に立つ概念とはいえません。クライエントが否認しているという時，自然にセラピストは，その人を目覚めさせて真実を示し，その否認を突破しようとする傾向があります。これは通常，直面化という形で現われます。それは，クライエントの心得違いの考えをセラピストが指摘するということを意味しています。言い換えれば，専門家が正しくてクライエントが間違っているという指摘です。

人の心得違いの考えを指摘するということは，肯定できるものでもエンパワーできるものでもありません。お酒を飲んだからといって顔をなでられたら，困惑し屈辱的に感じることでしょう。クライエントが，「自分の考え方ではもううまくいかないし，何か違うことをしなければ」と自分自身で決断することの方が常により良いのです。その方が，より敬意を表しエンパワーするだけでなく，より早く回復していくでしょう。なぜなら，解決は専門家ではなくクライエントのものだからです。

いとされることをしなければならない。クライエントはしばしば，自分が何を期待しているのかまったく分からずに治療に来ることがある。家族もまた何を期待しているのか，愛する人が戻ってきた時どう振舞うべきか分からずに暗闇の中にいる。したがって，我々が他の機関に紹介する時には，クライエントとその家族に次の質問に答えてもらい，その答えを紹介先にファックスで送るようにしている。

1. 治療目標は何ですか？　終結の時，私たちが正しい決断を下していることが分かるような，どんな違いがあるでしょうか？
2. あなたが正しい方向に進み続けていることを知らせてくれるサインは，何でしょうか？　あなたの友人や家族は，あなたが前進していることが，どうやって分かるでしょうか？
3. この時間と費用を価値あるものにする，どんな経験をこれまでにしてこられましたか？　これらの経験をどうやって実行に移すのでしょう？　ご自分の経験を生かしていることが，どうやって分かるでしょう？
4. あなたの成功を最大限に活用するために，どんなことが違う必要がありますか？　これはどのようにして起きるでしょう？　誰に援助を求める必要があるでしょうか？　それらを今始めるのに役に立つことは何でしょう？

第6章
まとめとして：事例

　ここで紹介する事例は，1994年夏に行われた3セッションを凝縮したものである。これらのセッションは，健康促進組織内のクリニックで行われた。ノームがこのケースのセラピストで，別室のモニターでこれらの面接を見ているチームから支援を受けていた。ジョン（クライエント）は34歳の熟練大工で，アルコール・薬物乱用，悲しみ，信頼，そしてこの中では"問題B"と記されている打ち明けられていない問題を抱えている。電話で行われたインテーク面接でジョンは，「以前このクリニックで夫婦カウンセリングを受けていたので，同じ話を繰り返さなくてもいいように，担当セラピストとなる人にその記録を読むように伝えて欲しい」と語っていた。インテーク面接を行った臨床家は，ノームがそのケース記録に目を通すことを確約した。ノームは普段，「まっさら」な状態で新しいクライエントとのセッションを迎えることを好み，このようなことはしないのだが，約束が交わされていたため，前のセラピストが残していた詳しい記録を読んでいた。しかし以下の面接記録から，ノームが過去の事柄ではなく，クライエントが抱える現在の悩みに焦点を置いていることがお分かりになるだろう。

セッション1

目標を設定する

ノーム：さて……今日は何か話したいことがあって，ここに来られたんですよね。あなたのお役に立つためには，私がどんなお手伝いをしたらよいでしょうか？

ジョン：本当のところよく分からないんだ。どこから始めればいいのかも。毎日，マリファナを吸っているんだ。

ノーム：今日，お話に来られた理由のうちの一つがそれですか？

ジョン：あぁ，そうだよ。この話がどう進むのか分からないけどね。う

〜ん，俺が問題を抱えているかのかどうかも分からないんだ，つまりマリファナを吸うことだけど。別に，コカインをやっているわけでもないし，ヘロインでもない，注射してるわけでもないし。時々，経済的な問題になっていくこともあるけどさ。

ノーム：そうでしょうね，しばらくするとそうなることもあるでしょうね。

ジョン：いや，違うんだよ。深刻なレベルにはならないんだ。そうだな，どれくらいのマリファナを吸っているかっていうのは，一般の人はお金で換算するのかな，それとも量でかい？

ノーム：ん〜。

ジョン：う〜ん，分からないよ。それは良いことなのかな，悪いことなのかな？

ノーム：あなた次第ですが……

ジョン：つまり，自分にとって良いことなのか，それとも悪いことなのかってこと？

ノーム：どう思われますか？

ジョン：朝起きることも良くないこともあるよな。マリファナを吸うことが俺に悪いただ一つの理由は，呼吸器の問題を引き起こすからだけなんだ。でも，たばこは吸ってないよ。もう，ずい分長いことマリファナは吸ってるんだから，今さらなぜやめる必要があるのかって思ったりするんだよ。

ノーム：分かりました。奥さんは何とおっしゃっていますか？ 彼女はそれを問題だと思っていますか？

ジョン：そうでもあり，そうでもないな。買い物に行ったのにお金がない時には，問題になるけど。でも，制限しながら使ってれば問題じゃないようだし。

ノーム：あなた自身も，奥さんも，はっきりとしたお考えが持てないようですね。

ジョン：マリファナを吸うことが盾になっているのかどうか分からなけどさ。ハイになっていれば，現実に直面する必要がなくなるだろ。

ノーム：ということは，マリファナはあなたにとって役に立つこともあ

ると……
ジョン：あぁ，朝5時に起きて，5時半には吸ってるよ。
ノーム：そうですか。
ジョン：もう，かれこれ10年くらいになるかな。
ノーム：それをすることが，どのように助けになっているのでしょうか？
ジョン：あ〜それは，たばこを吸う奴が，朝トイレに行く前に，起き抜けに一本やるのと同じようなもんだよ。ただ，俺はそんなにすぐは吸わないけどね。
ノーム：つまり，たばこを吸う人の多くが，ニコチンを摂取することで神経質になったり，イライラしたりするのを防いでいるということですか。
ジョン：そうだなぁ，つまり，う〜ん，マリファナを吸わないと，神経質になったりイライラする人もいるよな。
ノーム：あなたも？
ジョン：いいや，俺は神経質になったりしないよ，イライラはするけどね。
ノーム：イライラはする。
ジョン：あぁ。
ノーム：分かりました。つまり，マリファナを吸えばイライラしない。
ジョン：その通りだよ。（間）でもヤク中じゃないよ。そうじゃないことを祈るがね。他にもいろいろあるんだ。以前は，マリファナを使うことで隠れみのになっていたと思うんだ，分かるかな，う〜ん，死んだ友人たちもいるし，兄貴も1年前に亡くなった。
ノーム：お気の毒に。
ジョン：俺はしばらく収監されていたんだ。人生のどうしようもない時期に来たような気もするなぁ。チャンスもこれまでにあったけど，なんでこんなところにわざわざいるんだろう？　でも，こうなってしまったんだ。なぜ，あきらめるかって？　だって，俺には何かがきっと起こるだろ？　よく分からないけど，しょっ中飲むわけでもないし，ただマリファナをたくさん吸うだけなのに。誰かを傷つけ

第6章　まとめとして：事例　79

ているわけでもないし，自分以外はね。それなのに，仮釈放だなんて……奴らにとってみれば大したことじゃないんだ。だって俺の使い込みは，ドラックやアルコール関連のものじゃないし。それに奴らは，俺にちょっかいを出さなければすべてうまくいくって分かっているしな。

　たったこれだけの対話を通して，マリファナ使用にまつわる困難について，クライエントは自主的に多くの情報を提供してくれた。ノームが忍耐強くあればあるほど，クライエントはマリファナ使用が自分に問題を作り出しているとの結論に傾きつつある。

ノーム：分かりました。マリファナに関していろいろあるようですね。我々が話し合っておかなければならないことは他にありますか？

ジョン：もう一つの問題は，法的なことかな。経済的なことは……やっぱり，かなりの問題になっているな。

ノーム：そうですか，つまり経済的な問題があると……

ジョン：あぁ，2000ドル近く使っているからな。

ノーム：うわぁ。

ジョン：そうなんだ。だって，マリファナに60ドル払うだろう。他の問題に週60ドルいるだろう，俺は支払計画に添ってやっているからね。それ以外にも，給料で支払う必要があるのが健康保険の支払いで，二人で56ドルいるんだよ。だから，選択肢や優先順位をどうしていくか何とか考えなくちゃ……

ノーム：分かりました。どのようなお仕事をなさっていらっしゃるんですか？

ジョン：注文住宅を建てるんだ。

ノーム：ほぉう。

ジョン：30万ドルから40万ドル強の範囲でね。

ノーム：腕が良いんでしょうね？

ジョン：あぁ。だからこそ，これからどうすれば，何をすればいいのか分からないんだよ。親友のポールみたいにしてもいいのかもしれな

いなぁ。つまり，自殺してすべてを忘れるってことだよ。でも，俺にはサムっていう息子とサンディって妻がいるんだ。それなのに，なんで俺はそんなことしたいなんて思うんだろう？

　クライエントにとって，これらの問題がかなりの重圧となっていることは明らかである。また自殺念慮の話題からも，この面接はセラピストにとっても大変な仕事になることだろう。しかし，自殺の話題に警戒するのではなく，クライエントが助けを求めていて，自分が陥っているジレンマについて悩んでいることに重きを置くことをチームは提案した。この時点でノームは，ジョンが抱える困難を広い視野から理解することができていたので，これからは，大変深刻な問題に対してジョンが描く解決像の詳細を話し合うことになっていく。

ミラクル・クエスチョン

ノーム：（間）えぇっと，そうですね……ちょっと考えさせてください。実は，ちょっと変わった質問をしたいのですが。今日家に帰って，必要なことをしますよね。また職場に戻って，夜になり，眠りにつきます，そして真夜中に奇跡が起こり，今日ここに来ることになった問題がすべて突然（指を鳴らす）消えてしまいます……もう問題ではなくなるのです，でもこの奇跡は真夜中に起こるので，あなたはそのことを知りません。この奇跡が起こったということに，あなたが最初に気づくのは，どんなことからでしょうか？

ジョン：朝，毎朝，激しくせき込むことがなくなることかな。

ノーム：つまり，起きて，せきをしないってこと？

ジョン：せき込まない。腹の調子もすごく悪いんだ。だって，10歳くらいから自分の身体を痛めつけているからなぁ。

ノーム：せきがなくなったら，起きてから，どんなことをしているでしょうか？

ジョン：職場に今より早く着いているだろうな。起きて，バスルームに行って，仕事に行ってるだろうよ。

ノーム：うんうん。

ジョン：たまには，弁当箱に食べ物を詰めて，そうじゃない時は外で買って，油物をしょっちゅう食べるんだ，それから，えっと……
ノーム：いいですよ。
ジョン：ハンバーガーとか。
ノーム：では，この奇跡の日には，あなたはどんなふうに一日を始めて，どんなことからそのことに気がついたり……

　クライエントがプロブレム・トークに逆戻りすることはよくあることである（Furman & Ahola, 1992）。ノームがどのように，徐々にソリューション・トークに引き戻しているかに注意してほしい。解決像が詳細であればあるほど良い。またノームが，クライエントが使用している言葉をそのまま利用して，次の質問を構成していることにも注目していただきたい。

ジョン：とても穏やかになるだろうね。せき込むこともないし，仕事場へ向かう準備ができていて，気持ちも新鮮で，すがすがしいだろうな。
ノーム：（間）では，それがどのようにあなたの助けになりますか？ そのような日には，つまり，穏やかな気持ちで目覚め，新鮮で，すがすがしい気持ちになったら，あなたにとってどんなふうに助けになるんでしょう？
ジョン：たぶん……集中してるって言ったらいいのかな，分からないな，だって仕事場では集中しているし……う～ん……（長い間）いつもより良い気分でいられるだろうね。
ノーム：その気分は何と呼べばいいでしょうか？ それにどんな名前をつけられるでしょうか？
ジョン：（間）どんな名前をつけるかは思いつかないなぁ。ただ……たぶんイヤな気分にはならないと思う。職場に行くとみんな，不機嫌だからなぁ。
ノーム：少なくとも不機嫌にはならないわけですね。
ジョン：そうだね。

ノーム：では，あなたの奥さんは，あなたの気分についてどんなことに気づくでしょうか？
ジョン：彼女は何も気がつかないよ，まだ寝てるからね。
ノーム：まだ寝てるんですか？
ジョン：あぁ，もちろん，眠ってるよ。
ノーム：そうですか。奇跡が起こったことに彼女が気づくのはいつでしょうか？
ジョン：たぶん，彼女が家に帰ってきた時だろうな。
ノーム：それは夕方ですか？
ジョン：あぁ，夕方だろうね。
ノーム：彼女も日中は働いているのですか？
ジョン：そうだよ，俺は気難しかったりとか他のこともなくなってるかな，たぶん。(間) 仕事の後は，リラックスするまでに1時間かかるし。アドレナリンがすごいからさぁ。
ノーム：では，奇跡の日には，彼女はどんなことに気づくでしょう？
ジョン：俺はいつもみたいに気難しくないだろうし。俺は普段，家に帰ったら，いつもすぐ着替えてシャワーを浴びて，それだけじゃなくって，毎日家に帰ったら，掃除をして，洗ってある皿を食器棚にしまって，残りの皿を洗って，家をきれいにしてるんだ。彼女は，俺が気難しくないってことには気づくかもしれないな，それか，散歩に行くか，家族と一緒にバイクで出かけるかもしれない。
ノーム：ええ。
ジョン：でもさ，一日中，一生懸命働いて，身体はクタクタだろ。本当のところは，夜に，バイクで出かけたり，散歩に行ったりする気力もないんだよ。それに，仕事の後は右ひざが痛みだすし，右手も……右手はいかれているし，右ひざはほとんどボロボロだし。
ノーム：分かりました。じゃあ，バイクには乗らないかもしれないけれど，散歩には行くかもしれないということですね。
ジョン：そうだね。散歩には行くかもしれないし，それか……
ノーム：奥さんと一緒にってことですか，二人だけで？
ジョン：三人だよ。

ノーム：三人で？

ジョン：あぁ。

ノーム：あなたの息子さんは，奇跡の日にはどんなことに気づくでしょうか？

ジョン：俺が，何か買ってやることかな。

ノーム：ほぅ。

ジョン：そうしたら，息子はすごく喜ぶだろうな。

ノーム：何を買ってあげるの？

ジョン：う〜ん，あいつが欲しがっているものだな。あいつは，あれもこれもそれも欲しいってタイプなんだよ。今，6歳で，そうだな，パワーレンジャーの何かを欲しがるだろうな，きっと。家にはパワーレンジャーに，GIジョー，忍者タートル，プレイモービル……何でも持っているんだ。本当に何でもあるんだよ。おもちゃは。

ノーム：そして，奇跡の日には，息子さんにまた何か買ってあげるんですね。家族と一緒に散歩に行くかもしれない。そうですか，いいですね，他には？

ジョン：髪の毛を洗うかなぁ。

ノーム：あぁ，髪の毛を洗うかもしれない。散歩の前ですか，それとも後？

ジョン：シャワーを浴びている時に決まってるだろ。あっすまない，髪の毛を洗わない方針にしてたんだ，この夏は。

ノーム：こういったことは，あなたにとってどんなふうに役に立つんでしょう？

ジョン：気分が良くなるだろうね……きっとずっと良くなるだろう。それに，俺は30歳なんだ。もちろん，マリファナを吸ったり，大酒を食らったりしてたらどうなるか分かってるよ，だって，飲んで，ヤクやって，一生懸命働いてさ。それで頭痛がして，9時ごろには床について，その時にいろいろ思うんだよ。つまり……でもハイになるのは楽しいし，気持ち良い……ハイになるとさ，分かるかな？う〜ん，あんたに分かるかどうか分からないけど。

ノーム：では，お尋ねしたいんですが，この奇跡の日に，あなたはハイ

になっていなくて，他の問題もなくなっていて，ええっと……その奇跡の日に，そういったことをしないようにするために，あなたはどんなことをしているんでしょう？

ジョン：何もする必要はないさ。その奇跡は起こっているんだから。問題は消え去ってるんだ。それは頭から……俺の思考パターンから消え失せてるさ。

ノーム：あぁ，つまりそれは，あなたの思考パターンから完全に消え失せてるんですね？

ジョン：あぁ，だって奇跡の日だから。

ノーム：そうですね。

ジョン：（間）しかし，ハイになること，好きなんだよな，おもしろいし，楽しいし，リラックスできるし，緊張を取り除いてくれる。職場では，本当に慌てふためくことがあるんだよ。たる木のパターンやら何やら見つけられなかったりして，3～4人で数字をはじき出すんだ，マリファナを吸って，リラックスして，お互いを罵り合うこともなくなって，計算機を取り出して，正しい数字を叩き込む……

ノーム：んー。

ジョン：他の問題，他の問題（あくび）……なくなってくれれば良いのになぁ，でも，それがどこからやって来たのかが問題なんだよなぁ，どこから来たのか分からないけどさ。

クライエントのゴールに合うように，奇跡の日を文脈に取り込む

ノーム：では，ええっと……その，その穏やかさ，すがすがしさ，集中力や，家族とのやりとりなど，それらすべてを別の奇跡の日に，といっても完璧な奇跡の日ではありませんが，取り入れてみましょう。この二番目の奇跡の日を，あなたがこういった事柄をやってみようかなぁと思った日にしてみましょう。

ジョン：今日みたいな日だな。普通の日だよ。

ノーム：ただ，この奇跡の日には，あなたは吸っていないんです……使わないのです。他の問題も，それが何であれ，手を出さない。その

ような日に，あなたはご自分自身について，どんなことに気づくでしょうか？

ジョン：じゃあ，ハイにならないわけ？

ノーム：ハイになってません。

ジョン：そして，問題Bも出てこない？

ノーム：問題Bも出てこない。

ジョン：何が違うだろ？

ノーム：そのような奇跡の日には，あなた自身について，どんな違いに気づくでしょう？

ジョン：ただ普通で，つまらない日だな（笑い）。

ノーム：普通で，つまらない日？

ジョン：毎日，何か刺激がなきゃいけないんだよ。そう，気持ちよく目が覚めて，そうだな，それも刺激的だよな。俺は，朝起きるのが好きで……

ノーム：最も最近，普通の，つまらない日を過したのはいつですか？

ジョン：昨日，だから日曜だ。日曜は俺にとっては週のうちで最悪の日なんだ。日曜日はいつもはすごく機嫌が悪いんだ。でも，5時に起きて，メインまで運転して，一日中炎天下で遊んだんだ。

ノーム：ドラッグなしで？

ジョン：いや，やったよ。それはちゃんとやったよ。でも酒は飲まなかった。

ノーム：酒を飲まなかった？　ただ少しだけマリファナをやったけど……

ジョン：そうだよ。やりすぎなかった。運転しなくちゃいけなかったからな。

ノーム：分かりました。使用を制限するために，何をしたんですか？

ジョン：運転してたのさ。集中しなきゃいけなかった。他の人たちの安全のためと，無事に家に帰らなくちゃいけなかったからな。（あくび）

ノーム：奥さんとサムと一緒だったんですか？

ジョン：あぁ。あと，すぐ後ろから車でついて来てた友人たちもいた

よ。
ノーム：ということは，安全であることはあなたにとって重要なことなんですね？
ジョン：あぁ，そうだ。まったくその通りだよ。
ノーム：家族が傷つくのを見たくない？
ジョン：俺はすごく注意深いんだ，周囲に対して敏感だし，何が起こっているかにも……それに，収監されていただろう。だから，傷つけ合うのはイヤってほど見たからな。
ノーム：あぁ……
ジョン：この30年は痛みにあふれていたし，あまりにも多くの死を見てきたんだ。
ノーム：あぁ……小さい奇跡の日に戻りましょう。この小さい奇跡の一日，薬物の使用を完全に絶ち，他の問題への誘惑も断ち切る時です，それらをやってのけるために，どんなことをする必要があると思いますか？　使わないで実際に乗り切るためには？
ジョン：分から……そうだな，マリファナが手元になければ，金曜日まで待つかな。金曜日に給料が入るんだ。だから，明日手元にないとなれば，明日は火曜だから，水，木，金……
ノーム：その間，数日の奇跡の日が必要になりますね。
ジョン：そうだな。う～ん……職場の人間はみんなマリファナをやるんだ，だから，たとえ手持ちがなくっても，ハイになれるのさ。
ノーム：あぁ，そうなんですか。
ジョン：でも，夜にハイになることはほとんどないよ。俺たちは職場で昼間ハイになるだけだから（あくび）。
ノーム：どうやって，やってるんですか？
ジョン：どうやってするって何を？
ノーム：夜にハイにならないのは？　どうやってそうしてるんですか？
ジョン：疲れ過ぎてるからだよ。
ノーム：ただ疲れ過ぎているからだけ？
ジョン：家に帰って，シャワーを浴びて，何かして，夕食，皿洗いをして，サムをベッドに入れてさ。

ノーム：疲れ過ぎてるってことは、マリファナを吸わないために、どんなふうに役に立っているんでしょう？

ジョン：役に立ってるわけじゃないよ。それをやるエネルギーがないってことだけさ。つまり、ポイントAで疲れてるとする。そしたらポイントBまでの間にハイになっても、無駄ってことさ。金の無駄でもあるし。そう思うだけだよ。

ノーム：分かりました、そしてあなたが心配しているのは結果ということなんですね。

ジョン：あぁ、そうだよ。

ノーム：これら両方の問題について、浪費していると。

ジョン：そう、つまり……アル中は1週間で50ドル、60ドル以上を飲み代に使っているはずだぜ。俺はそんなに飲まないよ、だってもう死んでしまった仲の良かった友達が、それでどういう目にあってきたか、これまで見てきたんだ……そういう奴が友達にはたくさんいたから、だから、中学時代や高校時代の初めには大酒を食らっていたけど、今はあんなに大量のアルコールを身体が受けつけないよ。グレートフル・デッドのコンサート（この面接の2週間前）に行ったけど、キャプテン・モーガンを1リットル飲んで……

ノーム：ええ。

ジョン：――それから回復するのに2日かかったんだ。仕事に行ったけど、何とか動いてるってだけだったし。次の日は8時まで起きれなかった。5時間しか寝てなくて仕事に行ったけど……みんな二日酔いだったよ（笑い）。

ノーム：そのコンサートの思い出に耽っていらっしゃる？

ジョン：あぁ、本当に大変だった。

面接の治療目標について尋ねる

ノーム：では……そうですね、この面接の結果、あなたがここに来た価値があったなと思えるために、あなたの生活のどんなことが違っていたら、そう思えるでしょうか？

ジョン：もう一度言ってくれる？　価値があるのは何かって？

ノーム：えぇ。今日の面接の結果，あなたの生活でどんなことが違ってくれば，「あー，ここに来た価値があった」と思えますか？
ジョン：今日は何もないな。
ノーム：何も？
ジョン：あぁ，一晩のうちに起こるものだとは思ってないから。
ノーム：そうですか……ちょっと2～3回のセッションに伸ばしてみましょうか。もっと広くしてみて。あなたにとって，カウンセリングに来ることが価値あることとなるには，何が必要ですか？
ジョン：分からないな，そうだな，俺はなぜ14歳からマリファナを吸っているのか，自分でも分からないんだ。何で11歳から飲み始めたのかもさ。（間）それに，自分が病気だとも思ってないぜ。ちょっと変わっているかもしれないけど，でも，う～ん……そうだな，これからどうなるんだろう？　もっと機能性が高まるには，もっと健康になるには，俺はどんなステップを進めばいいんだろう？　どうやったら自分の精神的な健康をしっかり維持できるんだろう？　怒らずにいるためには，どうしたらいいんだろう？　問題Bを何とかするために，俺を助けることができるのは何なのか，兄貴の死に対処するために俺を助けることができるのは何なのか，なぜ俺の親友は死んだのか，なぜ仲のいい友達は死にかけてるのか（笑い），これらの死すべてにどう対処すればいいのか，何でそれを知りたいかって？　教えてやるよ，本当に滅入るからだよ。
ノーム：そうでしょう，その通りでしょう。
ジョン：それに……大変だ。
ノーム：そうでしょう，とても辛いでしょうね。
ジョン：あぁ。死に対処するのはかなり大変だよ。
ノーム：それが最初に扱うことですか？
ジョン：たぶん。
ノーム：たぶん？
ジョン：なぜって，答えは出てるんだ，俺には答えが分かってるんだ（涙ぐみ，ためらいがちな声）本当に頭にくるぜ。
ノーム：そう。

ジョン：そういうことなんだ。
ノーム：では，出ているという答えは？
ジョン：そういうこと。それが答えさ。それが俺の答え。それが俺にとって良くないことなんだ。ヤク漬けで，本当に頭にくる。
ノーム：（間）もう怒っていたくないんですね。
ジョン：あぁ，そうだ。これまでの人生はかなり辛かったよ。楽になりたい。

　ジョンの語りから現実的で実行可能な解決を導き出し，そして彼の言葉やこれまでの成功，そして成功するためのアイディアを用いて，ノームがどうやってジョンを導き，そして同時に彼に導かれているか，お分かりになるだろう。クライエントが記述している成功した戦略の詳細は，クライエントによって生み出されたものである。

例外を探す

ノーム：それはそうでしょうね。当然のことです。では，もう一度，最初の方から始めさせてください。いろいろな方たちが亡くなってから，あなたが怒っていなかった日……何か他のことが起きていた日はありましたか？
ジョン：もちろん。あったとも。
ノーム：で，どのような日でしたか？
ジョン：そうだな，他のことをやった，たとえばハイになっていなかったし，そんな感じかな。最高っていうわけじゃないんだけど，まぁまぁ良かったよ。
ノーム：それで，そういった日には，さほど怒っていない？　他のことをいつもよりやった？
ジョン：いや……俺は……まったくドラッグに手を出さなかった日とかもあるんだ。気難しくなることもあるけど，でも自分をコントロールすることができるんだ。つまり，怒っちゃいけない状況かどうかはっきりと分かるし，ちゃんと心に留めておく……ただ……幸せそうな顔をして，まさに幸せそうな感じでいるんだ。そして，「誰そ

れがやったことはバカなことだよなぁ，まったく，ちょっとイライラさせられたよ」って自制したコメントを言うんだ，それで，そこに行って「すいません，スミスさん，ただあれはちょっと馬鹿げていますし，あなたがやったことで嫌な気持ちになってしまいましたよ」と言うかもしれないな。

ノーム：そうですか。

ジョン：つまり，俺の知り合いにもそういうことをする奴がいて，そいつらも気まずい思いをしていると思うんだ，でも……

ノーム：では，どうやってコントロールしているんですか？

ジョン：ただ……ただ立ち去るってことかな，大声を出したり，イヤな奴になって奴らに何か言ったりするよりは，そいつの前から立ち去るね。

ノーム：では，そのやり方はあなたが抱えている悲しみに対処するのに，どんなふうに助けになっているんですか？

ジョン：う～ん……そうだな，この状況では助けになってるよ。俺は2週間収監されていたし，20年来の親友は自殺した。別の友人はバイク事故で死んだし，幼なじみですごく仲が良かった奴もエイズで死にかけている，兄貴も死んだ，その直前の去年9月にはとても仲が良かった奴がノースキャロライナに引っ越した，次から次へと……

ノーム：本当ですね。

ジョン：でも，人生は続くのさ。

スケールを作成する

ノーム：これまでとはかなり違うことを質問させてください。あなたの悲しみを1から10のスケールで測るとしたら，1が一番悲しみが深く，これまでで一番苦痛だった時で，10が悲しみを乗り越えた時，人生を歩み続けることができる時としたら，今はどのあたりにいると思いますか？

ジョン：たぶん6かな。時間がすべてを癒してくれるってことだな。

ノーム：お尋ねしたいのですが，あなたにとって1と6の違いは何です

か？

ジョン：時間。

ノーム：では，その時間のあいだ，これまでにどんなことをやってこられたんですか？

ジョン：仕事に行く，働く。

ノーム：仕事はどのように役に立ちましたか？

ジョン：仕事中は集中しなくちゃいけないからね。仕事に行くと，家族のことさえ忘れることがあるんだ。他のことを考えていたら，チームで役割をこなすことができないから。俺の兄貴が金曜日に亡くなって，火曜日に埋葬して，でも水曜日には職場にいたよ。仕事に戻ったんだ。

ノーム：分かりました。そしてそれは悲しみのプロセス全般に助けになった？

ジョン：あぁ，そうだよ。起きて，職場に向かう，だって，俺は結婚しているし，でも家族のことは考えないんだ。仕事のことを考えている。職場の同僚と話し始めたら，何が必要かを考えてる。どこに設置すればいいのか？ 誰が俺と働くのか？ とかね。仕事中は。

ノーム：分かりました。つまり，時間と仕事が1から6に進むのを助けてくれたんですね。他に1から6になるのを助けてくれたのは？

ジョン：たぶんちょっとだけハイになるのも。

ノーム：（間）そしてあなたの目標，つまり「オーケー，カウンセリングは価値がある」と言うための一つは，6から10に進めることですか？

ジョン：そうだね。

ノーム：分かりました，他には？（間）では，少し時間をいただいてチームと話し合ってきます。

ジョン：これから俺たちはどうするんだ？ 俺は何をしたらいいんだい？

ノーム：あぁ，そうですね。何度か尋ねていらしたとても良い質問ですね。では，こうしましょう。ここで待っていてもかまいませんし，待ち合い室でお待ちいただいても結構です。

ジョン：分かったよ。

　これまでにジョンの痛み，願い，そしてジレンマに関する膨大な情報が得られた。そしてこの会話をまとめ，このセッションを終了させる時間となった。コンプリメントは，クライエントが述べた，望んでいる結果，彼の隠れた強さ，彼の目標を達成するのに役立つ資源に光を当てている。初回面接を終了する際に提示されるメッセージと提案の典型的なものが次に示されている。

コンプリメントと課題

ジョン：（DSM Ⅲ-Rを指して）これで自分にあてはまるのを見てみたよ。俺は，305.20だ。

ノーム：そうですか。

ジョン：その項目について見てみるかい？

ノーム：あなたのことを信用していますから結構です。まず，この面接であなたについて気がついたことがいくつかあります。一番目は，あなたの家族と仕事に対する責任感です。素晴らしいですね。誇りに思うことができますよ。数カ所で出てきましたから。職場での同僚たちをチームと呼んでいましたよね。

ジョン：あぁ。

ノーム：それはあなたが，同僚に対してとても強い責任感をお持ちだからだと思います。あなたは薬物の使い過ぎを我慢することができるとおっしゃっていました――

ジョン：あぁ。

ノーム：――運転している時には，安全に気を配っておられる。マリファナを制限できるようになろう，そして最終的には使うのをやめようとさえ考えていて，再発しないように，創造的な方法で他の問題を扱おうとしていらっしゃる。また，あなたの感受性に……特に悲しみについて話していらっしゃる時には，感銘を受けました。その感情が表出し，表面に出ている，それは明らかなものですし，あなたの悲しみは耐え難いほどのもので，胸を打たれました……「そう，

ここには正直な男性がいる」と言いたいのです。

ジョン：それに対する俺の唯一のコメントは，ここに来るまでには長い時間がかかったってことさ。自分がどう感じているかについて，あんたや自分に対して，素直になるにはね。

ノーム：そうでしょう。そして今，何かをしたいと思っていらっしゃる。私も何かしていただきたいと思っています，あなたが既に始めている作業に追加できるようなことです。自分に対して素直で注意深い観察者であり続けてください。あなたの悲しみの回復が6から6.5くらいに進むために，何が役に立ったかに注意を払ってください。そして，次回来られた時に教えてください。

ジョン：もちろん。分かったよ。

ノーム：あなたの悲しみの回復を6から6.5にするのは何でしょう？また，既にそれを少し始めているのであれば7に，そして次回はそこから始めます。よろしいですか？

ジョン：もちろん。

[セッション1終了]

セッション2

2回目以降のセッションは，通常，前回からどんなことが良くなったかについて尋ねることから始まる。「何か良くなりましたか？」ではなく，何かが既に良くなっているという肯定的で楽天的な期待が込められた質問の仕方に注目してほしい。

発展・進歩・改善を探す

ノーム：あなたの生活で，どんなことが良くなりましたか？

ジョン：悪くなったことについては？

ノーム：う～ん……

ジョン：俺のトラックがいかれたか壊れそうだよ。

ノーム：そうですか。

ジョン：仕事に必要なのに。

ノーム：じゃあ，何も良くなっていない？

ジョン：そうだな，何が良くなったかって？　何が良くなるか？　あぁ，良い週末だったよ，サンディと俺にとっては。素晴らしい週末だった。俺たちにとって今週最良の出来事だった。出かけたんだ。

ノーム：誰が計画したんですか？　あなたが計画したんですか，それとも誰か他の人が？

ジョン：サンディだ。彼女は，金曜日の夜の外出とポーカーをするのを許してくれたんだ。

ノーム：それがどう役に立ちましたか？

ジョン：金曜日の夜に出かけること？

ノーム：金曜日の夜の外出とポーカーのゲーム。

ジョン：そうだな，俺たちの間にいくらかのスペースを与えてくれたってことかな，土曜日の夜には二人で出かけるから，金曜日の夜に出かけたいのなら良いわよって彼女が言ったんだ。たぶん本心は違う，彼女は出かけても早く帰って来てもらいたいとたぶん思ってただろうけど。

ノーム：一人でいることや二人での時間が，あなたにとって役に立った……

ジョン：いつもやってる家族のことはやったんだ，これはいつも良いもんだ。毎日仕事に行くことを除けばね。

ノーム：そして，そのような終日と週末を過すことは，あなたにどんなふうに助けになっているんですか？

ジョン：良くも悪くも助けになるってことかな。

スケールを作成する

ノーム：分かりました。では，質問をさせてください。えぇっと……スケールです。1から10のスケールを前回やりましたね。1は長いリスト上の問題が最悪の状態，10はそれらの問題が過去のものとなった状態です，今週，あなたはいくつだったでしょうか？

ジョン：たぶん5だな。5だったと思うよ。

ノーム：それで……

ジョン：理由は，今朝の俺のトラックだよ。本当にイヤになるぜ……家

を建てて，そのそばにいなくちゃならないんだ。
ノーム：ええ。
ジョン：一部分なんだ，一部になってる，好きだから——
ノーム：それは5より高い？
ジョン：そうさ。物事がうまくいってる時ってこと，熱中していて，物事が本当にうまくいっていて，スムーズにまわっていて，そうなれば家庭も円満なんだ，でも，もし仕事場で大変な日だったら崩れ落ちちまうけど。
ノーム：そうですか。今はかなりスムーズにいっている？
ジョン：あぁ，そうだな。今日は，仕事が終わったらすごく順調にいくと思うな，だってやらなくちゃいけないことがあるから。

ゴールを定義する

ノーム：今日の面接の結果として，どんなことを望んでいらっしゃいますか？
ジョン：そうだな，物事はうまくいかなかったけど，仕事場にも行けたし。こうやっていたら5より低くなることがなかったんだろうな。（手でジェスチャー）俺はどちらかというとこんな感じで，こんなふうじゃないんだ。あまりマニックじゃないんだ。
ノーム：分かりました。では，「価値がある」と言うためには，あなたの状態が安定していれば良いんですね。分かりますよ。
ジョン：そうすれば物事にもうちょっと深く関わり始めることができるし，マリファナと酒をやめる方法を考えることができるからね。
ノーム：何が必要でしょう？
ジョン：信頼さ。あんたのことを信頼できなければ，何ができるって言うんだい？
ノーム：そうですね。私のことを信頼しているかどうかは，どうやって分かるんですか？
ジョン：感じることができる。相手を信頼しているかどうかは，ただ分かるんだよ。別に……
ノーム：では，今そう感じていらっしゃいますか？

ジョン：あぁ。もし，もし来週あんたがいなかったり，俺があんたを信頼しなければ，さっさとやめちゃうだろうよ。今までのところいい感じだしな。今週はかなり酔っ払ったし。キャンパス警察に送ってもらったんだ。

ノーム：えぇっと，私は……

ジョン：でも，しかし，そのことは良かったと思っているんだ。運転していなかったし。家に送ってくれたんだ。

ノーム：えぇ，そうおっしゃいましたね。

ジョン：千鳥足でさ。翌朝，サンディと一緒に車を取りに行くにも乗せてってもらわなくっちゃいけなかった，でも——

ノーム：では，今日それをしたいですか？ マリファナや酒をどうやってやめるかに関するフィードバックを？

ジョン：今日は，フィードバックは必要ないよ，ただ継続的に，そのことについて話しがしたいんだ。評価って言うのかどうか知らないけど，でもあんたの事務所の本を覗いてみたよ。マリファナ乱用。

ノーム：では，ご自分のマリファナ使用については違う考えをお持ちですか？

ジョン：ううん，そうだな，そうでもあるし，そうでもない。これまでの生活じゃ，尿検査にパスすることはないし。たぶん14歳から今まではね。収監されていた時だって，一日中外にいたんだ，監獄に入れられていたわけじゃないし，世間との接点はあったし，知っている人にも会ったし，ドラックを手に入れてうまくやってたからなぁ。

ノーム：ということは，いつかはマリファナを吸うことや飲酒ぐせを変えることができると思っていらっしゃる？

ジョン：そうだな，たぶん，俺は自分がいつも酒を飲もうと思っているのかどうか分からないよ。マリファナを吸うのをやめたこともあるし，飲むのをやめたこともあるし……

未来に目を向ける

ノーム：あなたの選択肢は何でしょう？ それについて考えてみたこと

はありますか？　あなたが進むことができるいくつかの道はどんなものでしょう？

ジョン：そうだなぁ，記憶を失って，頭がおかしくなって，俺の——

ノーム：えぇ，大量に吸えばね，では，それは一つの選択ですね。オプション1はただ——

ジョン：健康面では——

ノーム：吸い続けて飲み続ける。他の選択肢は何でしょう？

ジョン：やめる。

ノーム：やめる？

ジョン：別に売っているわけじゃないし，だからその罪でムショに行く心配をする必要はないのさ。

ノーム：分かりました。

ジョン：それは俺にとっては問題じゃないんだ。

ノーム：他の選択肢は，やっていることを続ける，マリファナをやめる，酒をやめる，または両方やめるということですね。選択肢は山のようにあるでしょうね。

ジョン：それ全部さ。分からないよ。吸わない奴と一緒に働いてるし。職場には吸う奴もたくさんいるし。ある男は一日中飲んでいて，逆効果だし。仕事場では，俺はちゃんとしているんだ。

ノーム：あなたが飲まなくて吸わなくなったら，あなたの生活のどんなことが違ってくるでしょう？

ジョン：健康面では，たぶん違うだろうな。俺が知っている限りでは違ってくる。先週話しただろ。先週の月曜日ここに来たよな，そうだろ？

ノーム：えぇ。

ジョン：火曜日はすごく大変だったよ。午後4時くらいまでハイにならなかった。だからいつもだったら——

ノーム：すごいですね。

ジョン：だから——

ノーム：どうやったんですか？

ジョン：集中力だと思うけど。

ノーム：集中力？
ジョン：あの日は一日中，働いて，働いて，働いたんだ．職場の人間はみんな目を疑ったよ．働きばちさ．
ノーム：どうやって4時まで持ちこたえたのですか？　普段，朝から吸ってると言っていましたよね．
ジョン：普段はね，でも吸わなかったんだ．
ノーム：じゃあ，その代わりに何をしたんですか？
ジョン：職場に直行して，新聞をさっと読んで，ドーナツを食べて，仕事を始めたんだ．終業時間になるまで何もしなかった．悪くなかったよ．誰も特に違うって気づかなかったし……「たいしたことじゃない」ってみんな言うだけさ．
ノーム：あなたは何か違うと思いましたか？
ジョン：う〜ん，もしかすると俺の集中の仕方はちょっと深かったかも．少し生産的だったかもしれないな．たぶん自分のやっていることに対して，いつもよりもっと注意を払っていたかな．
ノーム：分かりました，基本的には三つの選択肢があるようです．吸い続け飲み続ける，吸うのも飲むのもやめる，またはどちらかを続け片方をやめるという組み合わせと．
ジョン：あぁ，でも俺がやめたとたんに，マリファナを合法化したりして．
ノーム：リスクはあります．そして変化にはリスクがつきものです．
ジョン：あぁ，そうだな．
ノーム：では，えぇっと，どれにしますか？　ご自分のためにどれを選びますか？
ジョン：あぁ，そうだな，分からないよ，未来のことを考えるには，今の状況を評価する必要がありそうだ，何も変化しない，すべて変化する．サンディと俺，みんなってこと．俺たち毎日は喧嘩しないし，叫んだり怒鳴ったりもしない．ほんの数分間，叫んだり怒鳴ったりするだけだから．
ノーム：どれを選びますか？
ジョン：んー，両方やめるを選ぶだろうな．

スケールを作る

ノーム：（間）では，今「両方やめたい」という気持ちは，1から10の間のいくつくらいでしょう？

ジョン：5。

ノーム：5ですか？

ジョン：4かもしれないな，でも5に進行中ってとこかな。

ノーム：では最低でも4で，5に進行中ってことですね？

ジョン：上昇中，1が最悪って思い続けているからね。

ノーム：そうですね，このスケールでは10がやめているということですか？

ジョン：そう。それで，ちょうど上がっていってる所，間にいるってことだよ。

ノーム：教えていただきたいんですが，7になったら何が違うんでしょうか？　今は4か5ですよね，その方向に進んでいる……

ジョン：分かるようになるかな，たぶん，制限の段階が分かると思うんだ，それと今より幸せで，解毒段階にいるかもしれないな，周りに当たり散らすこともなく，そして解毒プログラムを修了している。

ノーム：それを修了している。解毒を修了している？

ジョン：そうだよ。

ノーム：周りに当たり散らすこともなく？

ジョン：そう。そうだ。できたんだよ，ハイにならなければね，以前働いていた会社では肩書きもあったんだ，でもハイになっていなければ，他の奴が俺をハイにさせたんだ，奴らは俺が一日中やっていることを知ってたんだ。

ノーム：うーん。

ジョン：彼らはそれがすごく悪いことだって知ってたんだ。すげぇ～悪いって。

ノーム：では，あなたはハイになる必要があると周りの人に思い込ませていたんですか？

ジョン：仕事場では皆そう思ってるよ，でも俺はマリファナを吸うのをやめたら，心身ともにずっと良くなるって分かってるんだ。

ノーム：じゃあ，気分が良くなると思う？
ジョン：できる限りまじめにやってた時期もあるんだよ。まったく手に入らない場所で夏を過したこともあったし。海の真ん中にいればどうしようもないだろ，中身をねじったりすることができる麻薬の入った袋を売りにボートが行き来しているわけじゃないし。なかったんだよ。そこに行くと，持ち物を検査されて，マリファナを持っていることがばれたら，ずっとおべっか使わなきゃいけないことになる。それくらいは知ってるさ。
ノーム：で，その時はどうしたんですか？
ジョン：ただ行動的だったな。崖を登ったり，大西洋の真ん中にボートを漕ぎ出したり。夜中に自分の家で，ダン・ラザーを見ながらマリファナを巻いてたり，ニュースを見て大勢が殺されるのを見たり，そんな馬鹿げた中身のない起こるはずのないことを見てたのとは違ったんだ。退屈なのはイヤなんだ。
ノーム：では6の時には，何をしてるでしょう？
ジョン：6だと何をするかって？　5チャンネルを見ない。
ノーム：いや，違います，6時にじゃなくて。スケールの6の時には何をしてますか？
ジョン：う～ん……
ノーム：あなたにとって7が，さっき言ってた段階だとしたら？
ジョン：6はスタートラインってところかな。6は先週って感じかな。つまり火曜日は，ほとんど6に進行中だったよ。今日みたいだった。午後も時間があれば，ずっと続けることができると思うよ。続けられるよ，仕事に戻る必要ないから。

うまく行っていることを繰り返す

ノーム：来週，その「火曜日」が何日あればいいですか？
ジョン：うーん，きっと明日も同じことをやってみると思うよ。家に帰って，そして，家に帰ったらこう言うんだ，「ところで（手を叩いて）サンディ，俺はしないよ，先週みたいなことはしない，明日はマリファナを吸わないぞ」って。できるだけ頑張るよ。家に置いて

きたんだ，戻ったこともあるけどね，職場は自宅から0.5マイルの所だから，欲しかったら家に帰ることもできるんだ，でも家に置いてきたんだ。

ノーム：で，明日は？

ジョン：そんなことはしないよ，信じてくれ，家から持っていったけど，いや置いていったんだ，俺は気にしてなかった。つまり，調子良く一日を過してその日を終えたんだ，そうしたらフランクがビールを飲んでて，誰かがパイプを取り出して，詰めて，俺は吸いたかったし，それに一日も終わったし……

ノーム：で，明日ならって思っている？

ジョン：あぁ，そうだよ，別の職場にいるしね。

ノーム：そしてサンディにもたぶん伝える？

ジョン：すごくまじめな奴らと仕事をすることになるんだ……だから……

ノーム：分かりました。

ジョン：信じてくれ。その中の一人は猟区管理人になるために水曜日に退職するんだ。奴は管理人になったら，戻ってきて俺たちを全員捕まえるって言ってるんだぜ訳注)。

ノーム：そうですか。

ジョン：それに，もう一人はあんまりにも真面目で赤なんだ。すごく純な奴なんだ。すまなかったよ。

ノーム：構いませんよ。今日のことについて私が知っていた方が良いことは他にありますか？

ジョン：カウンセラーとはずいぶん長いこと付き合ってきた。最初に会ったのはドンだよ。彼はジョン・デューイ・ホールにいたんだ。奴は反抗的っていうか，何のために飲んでいるんだって物言いで，俺は高校生だったけど，もう飲んだくれてたんだ。俺が，「そうさ，ここに来る前にも飲んできたぜ」って言って。それなのに奴は，「また来週な」って調子さ。だからカウンセラーってのは，一晩で

訳注）国立公園や猟区ではドラッグをする人が多いので，管理人は取り締まりを行う。

成功することにしか興味がないんだと思ってた，そうなることを期待されているってね。矯正局の時代から，そんなふうに起こるもんだって，暗黙の了解だったのさ，でも俺は違うんだ，俺の場合は一晩でそんなことは起こらないんだ。

ノーム：そうですか。

ジョン：でも俺は処置なしだとは思わない，そうじゃないことを願うよ。話し合うか何とかしなければいけないとマジで思っていることが他にもあるんだ。俺の友達がどんなふうに死んでいったか考えるのは嫌なんだ，すごく滅入るよ，俺の兄貴のこと，あぁ……。

ノーム：いつもそんなふうでいなければならないのでしょうか？

ジョン：ちゃんとしているか，ラリっているかのどちらかしかないってずいぶん長い間思ってるんだ，難しいよ，うん……

ノーム：でも，それがあなたを前進させた？

ジョン：まだ残っているけれど，なくなった部分もあるよ。自分の人生で恋しく思う人がいる，彼らが恋しいのは命を奪われたからなんだ。

ノーム：課題を出してもいいですか？

ジョン：あぁ。（ノームがジョンに25セントを渡す）すげえ。お金もらえるんだ。次に来る時には，お守り持って来るよ。サムがお守りをくれたんだけど，今日は持ってないんだ。

ノーム：私が25セントを差し上げます。課題ですが。毎晩，サンディと一緒にその25セントを投げてください。そして，裏が出たら，翌日吸わない。

ジョン：分かったよ。

ノーム：表が出たら，普通の日を過す。いいですか？

ジョン：オーケー。

ノーム：毎晩，表が出たら「明日は，普通に過すよ」とサンディに伝えてください。裏だったら，最低でも火曜日のように4時までは吸わない。

ジョン：分かった。

ノーム：いいですね，そして，何が違うかに気をつけていてください。

ジョン：あぁ。

[セッション2終了]

セッション3

スケールを作る

ノーム：では，ここでどのくらい進んでいるかを評価する質問をさせて下さい。1から10の間で，1が予約を入れるために電話をしてきた時——

ジョン：あぁ。

ノーム：いいですね，それが1，そして10がセラピーを続ける必要がなくなった時とすると，1から10の間で今はどこにいるでしょうか？

ジョン：そうだな，半分くらいはいったって感じかな。

ノーム：だいたい5くらい？

ジョン：あぁ，4か4.5。

ノーム：分かりました。

ジョン：そういうことにしておこう。

ノーム：今朝は，ってことですね，分かりました。

ジョン：俺に道具みたいなものをくれただろ，例の25セントのことだけど。

ノーム：えっ？

ジョン：そこから，ええっと……

ノーム：それについて話してください。

ジョン：25セントのやったよ。ええっと，そうだな前に来てから75％の割合で。それで，かなり一貫してるんだ。ちょっとイライラしていたんだけど，だって俺のトラックとフォルクス・ワーゲンが明日まで整備が終わらなくて，車がなかったんだ，だから何回かは誰かに乗せてもらわなきゃならなかったんだ。

ノーム：そうですか。

ジョン：それで，そのことでサンディにちょっと意地悪だったけど。

ノーム：あぁ……

ジョン：でも，えぇっと……
ノーム：でもこのような問題，日常の実際的な問題があっても，コイン投げをしていた？
ジョン：コインを投げてたよ。
ノーム：そして……
ジョン：う〜ん……
ノーム：アドバイスどおりにしていた？
ジョン：あぁ。「表，やっていい」の時は制限していたし，「裏，ダメ」の時は4時まで我慢したんだ。
ノーム：そうですか。
ジョン：それにかなりうまくいったよ，だって俺だけじゃなくて他の3人と一緒に特別な屋根を作ったんだから。
ノーム：そう。
ジョン：それは，ちょっと複雑なんだ。
ノーム：そうなんですか。
ジョン：そうやって，あぁ，俺はコントロールすることができたんだ。

解決に気づく

ノーム：では，どうやって，どうやってそれをやったんですか？
ジョン：ふむ……
ノーム：屋根を作ることじゃなくて……マリファナを吸わなかったのは，どうやってやったんですか？
ジョン：吸わなかったのは？　うーん……
ノーム：どうやったんですか？
ジョン：ただそうしただけさ。ただ今日はダメなんだって。休憩時間にマリファナが廻されてきても，「いいや，パス，今日はそんな気分じゃない」って思ってさ。別に「吸えよ，一緒に吸おうよ」って誰も言うわけじゃないからね。
ノーム：ほう。
ジョン：誰も気にしなかった。
ノーム：つまり，あなたが断った後に大きなプレッシャーがあったわけ

じゃないと？
ジョン：あぁ。まったくなかったよ。
ノーム：驚きましたか？
ジョン：う〜ん，どちらとも言える。あぁ，驚いた，だって「何だよ，今日は尻込みしてんのかよ」って誰かが言うかと思ってたから，いや，驚かなかったかな，俺たちみんな何らかのプレッシャーにさらされているからな。
ノーム：そうですか。
ジョン：この仕事……
ノーム：えぇ。
ジョン：だから，えーと，誰も特に驚いてなかったと思うよ，それに昨日は評価査定の日だったから，みんな普段よりちょっと冷静だったせいもあるし。
ノーム：へぇ，あなたの会社がやっているんですか？
ジョン：奴らの親方だよ，枠組み仕事の親方が枠組みの連中を，仕上げ親方が仕上げ職人たちを，その逆も同じさ，塗りの奴らは……
ノーム：そして，あなたはこれらの評価査定結果について知らされるんですか？
ジョン：あぁ，そうだよ。俺も自己査定をしなきゃならないんだ。
ノーム：ふうん……
ジョン：それで，日曜日の会社のパーティ時に提出さ。
ノーム：そうですか。
ジョン：で，仕事はそんなだった。そうだな，どちらかというと家ではイライラしてたかな，ほら，トラックを売ろうと思ってただろう，売ろうとね，春頃に売ろうと決めていた相手がとうとう買うことを承諾したんだ，奴も車がなくてイライラしてたんだろ，サンディも金のことで意地悪くなったり嘆いたりしてたよ，トラックを売ったんで，俺が新車を買うためにローンを組んだからさ，女房はその余ったお金を全部欲しがってるんだ。
ノーム：ほう……
ジョン：ローンの返済をして，税金を払って……

ノーム：では，どうやって断ることができたんですか？

ジョン：ハイになるのを？

ノーム：そうです。

ジョン：そうだな，ここと，ここと，ここと（頭を指して）の辺りにちょっとあるんだ，それだけさ，今日はその日じゃないってね……

ノーム：何かがちょうどピッタリくる？

ジョン：そのとおり。今日は違うんだって。昨日の夜は，船場まで晩飯を食いに行った帰り，みんな酔っ払って……

ノーム：えぇ……

ジョン：でも，今日みたいに俺にはそんな気さらさらないよ，今朝は本当に気分が良かったよ，食べ物がまずいと俺の気分は台なしになるんだ。ただ，マリファナを吸うのは，誰もやらないからかなりかっこ良かったな，たとえば2年くらい前とか高校時代だったらね，誰かが何かを言ってちょっとプレッシャーをかけたりしてきたさ，人生ってそんなもんだよな，職場のニールは，マリファナを持って来るんだけれど，こう言うのさ「職場には2本しかマリファナを持ってこない」って，だからそれがなくなれば，分かるだろ。

ノーム：なくなれば吸うのをやめる？

ジョン：そのとおり。だから奴は来た時に一本吸って，休憩時間にもう一本吸えば，12時にはもう……

ノーム：おしまい？

ジョン：あぁ，12時にはまともになる。

ノーム：あなたの奥さんは，どんな違いに気づいたでしょう？

ジョン：うーん，そうだな……日中は一緒にいないから。うーん，そういえば週末は4時までしらふでいなくちゃいけなかったんだ。サンディも知ってたはずさ，夜にコインを投げてたから，それで家に置いていくこともあったし，弁当箱の中に入れておいて4時まで待ったりして。家に置いておいたのは仕事の後，みんなで高台に集まる予定があったからね，だから大急ぎで家に戻って，職場からほんの数分のところに住んでるから，すぐに戻ったんだ，俺たちみんなリラックスするのが大好きだからさ，何人かは仕事帰りに飲んだくれ

るし，でも，えぇっと，俺は仕事場ではいつもより効率的だったと思うよ。

ノーム：では，それはどんなところから分かるのですか？

ジョン：たぶん，自分のいる環境や何をしているかについて，いつもよりもっと気を配っていたことかな。時々，仕事場でハイになっている時には，流れに沿って仕事をしてるんだけど，でも何かを忘れていたりしてたんだ，たとえば釘を打ち込んだけど完璧じゃなくて，その端を歩いていたらひっくり返るとか……だから自分の周りにより注意を向けるってこと，つまりそんなにリラックスしていないってことが必要なんだ……それで，そこから立ち上がって，やり始めて，動き回ってさ，たとえハイでも現実は正面からやって来るんだ，そんなことになったら，困るから……

ノーム：あぁ，つまりより安全に対しても注意を払うと？

ジョン：あぁ。たまには。

ノーム：しらふの時には？

ジョン：そうだよ。

ノーム：では，あなたの奥さんはその週末，どんな違いに気がつきましたか？

ジョン：たぶんいつもより元気がいいなって，すぐに行動を起して何かをしたり。すごく不機嫌な時には，週末，掃除がしたくてたまらなくなることがあるんだ，たまにね，ただひたすら家の掃除だけをずっとしていたいってね。

ノーム：そうですか。

ジョン：でも，掃除はしてたけど，不機嫌じゃなかった。

ノーム：へー。

ジョン：糞掃除もした。

ノーム：糞掃除をした？

ジョン：へぇ〜。

ノーム：小猫のトイレ掃除みたいのですか？

ジョン：猫さ。そうだよ，で……

ノーム：じゃあ，あなたの奥さんはあなたが不機嫌じゃないと気づい

た？

ジョン：あぁ，もちろん。

ノーム：他に彼女が気づいたことは？

ジョン：う〜ん，特に彼女とよくしゃべったりはしてないな。もしかしたら俺が外で吸ってきたんじゃないかと怪しんでたのかもしれないな，でも家に置いてあったし，彼女もそのことを知ってたし，彼女が棚を探してたけど，見えてたからね，だから……

ノーム：あなたが思いつく他の人で何か，たとえどんなに小さな違いでも，気づいた人は？

ジョン：う〜ん，サムが気づいたかもしれない，でも，気づいているってことが分からないよ。違いがあるってことは分かっても，どうやってそれを説明すればいいのか分からないだろうな，でも気づいてるよ。

ノーム：あぁそうですか，サムはどんな違いに気づきましたか？

ジョン：何に気づくかって？　サムが何に気づくかってのは本当に分からないな。たぶん，何かが変だぞと思うかもしれないな。地下室，遊び場なんだけど，そこを片づけるようにってお金をやったんだ。1ドルやった。

ノーム：彼は片づけたらお金をもらえることで気づいたと？　つまり，そうですね，総合的に見て，4.5くらいということですか？

ジョン：あぁ。

ノーム：あなたが今，4.5であると他のどんなことから分かりますか？

ジョン：えぇっと，コイン投げをいつもしたいとは思わないからかな。毎晩コインを投げることにうんざりして，「どうにでもなれ」って言うかもしれない。もっと学習することはありそうだ，いろんなトリックを。トリックって言い方は嫌だな。つまり対応方法についてもっと学ぶことがあるんだ，毎日ラリッているんじゃなくてやり過ごせるようにね。

ノーム：では，吸わないことを考えているから，目標まで半分の地点にきているとお分かりなんですね？

ジョン：そうだね。

ノーム：分かりました，あなたが4.5にいると分かる他の方法は？
ジョン：そうだな，他の問題は，分からんな，ほとんど消滅してるよ。

進歩のスケールを作る

ノーム：ほとんど消滅してる？　スケールに当てはめてみて下さい。1は過去と同じくらい悪い状態，10は問題がもうなくなった状態で再発しない。今は1から10のどこでしょうか？
ジョン：う〜ん，6。
ノーム：6？
ジョン：あぁ。大きな理由の一つは，電話会社の通話システムを見直したんだ──
ノーム：ほぉ，それをなさったんですか？
ジョン：だから──
ノーム：分かりました，オーケー。見直し，これが役に立った事柄の一つなんですね。
ジョン：もう，通話請求書の束にはうんざりだからね。

別の解決に気づく

ノーム：では，その問題を和らげるために何をなさったんですか？
ジョン：（間）何も。
ノーム：実際，解決を手助けするために？
ジョン：あぁ，別に。ただ，う〜ん，分からない。過去の想いってわけじゃないんだ，さぁね，この1カ月かそれくらい，もしかするともう少し長いかも。時間が経つと嫌になることってあるだろう，それで，もうやらなくなるってこと。ロブスターを食べたら気持ち悪くなることに嫌気がさして，それでロブスターを食べるのをやめたり。
ノーム：えぇ，嫌気がさしたりウンザリするのがもうイヤだって感じですね。
ジョン：良いところもあるけれど，ないかもしれない，う〜ん，そんな時間がもうないからかな。だって，俺は5時から5時半の間に起

て，仕事に行って，家に帰って，そしてこの何カ月かの間にいろんなことをやってきたからね。でもそれが焦点だったわけじゃないけど。

ノーム：家族と一緒に何かしていますか？

ジョン：あぁ。

ノーム：自分の生活に，今より焦点があると役に立つと思いますか？

ジョン：あぁ。

ノーム：う〜ん，それでもあなたは6くらいまで来ているんですね？

ジョン：あぁ，回復がそこに見えるような気がする。

ノーム：そこ？

ジョン：視界に。

ノーム：視界に，つまり……

ジョン：トンネルの向こうに光が見えるんだ。

ノーム：10は視野の中にある？

ジョン：10は視野の中だよ，俺が思うに……

ノーム：そして自分が10になった時には分かると？　どうやって分かるんですか？

ジョン：ふむ，一人の時でも心地よく感じられれば10にいると分かるだろうな。

ノーム：そうですか。

ジョン：一人でいる時には，いつも二つの選択肢があるんだ。派手にラリって嫌な奴になるか，そこに座っておとなしくテレビを見るか，読書をするか，つまり選択ってことだよ，俺が選びたいのはこれだけだよ。

ノーム：あぁ，そうですか。素晴らしい！

ジョン：仕事関連で読まなくっちゃいけない物や，やらないといけないことが増えてるし，地下の作業場も片づけてるし，暇な時にはそこで何かやったりして，非生産的にならないように，生産的にしているんだ。

ノーム：分かりました。

ジョン：俺が思うに，非生産的な時間があんな状況を生み出していたん

だよな。

ノーム：非生産的な時間？

ジョン：退屈な，つまらない時間。だから，ただ座っていられれば，座っていれさえすればな，子供の頃はペニーズ，シアーズ，LLビーンズのカタログを見ているだけでも十分楽しめたものさ。

ノーム：そうですか。

ジョン：今はと言うと，生産的なことをやっているんだよ，たとえば下の作業場で仕事をしたり，家の掃除をしたり，価値のあることをね。

ノーム：分かりました。そういったことをするのが，あなたはお好きなようですね。

ジョン：そうだな，それに俺がちゃんとやってたり，家の中のことをしてると，サンディが喜ぶから俺も自由にさせてもらえる，金曜日の夜に友達のところに行くこともできるしさ……

ノーム：つまり，一石二鳥なんですね。

ジョン：そう，そうなんだ。ここのところ，本当の意味での焦点がないままなんだ。トンネルの出口は見えてる，逆戻りはしない，後ろに引き戻すようなことはしない，そうじゃなくて，俺は自分を前に進めるようにしてるんだ。

ノーム：ええ。その通りでしょうね。

ジョン：これまでにもマリファナをやめようと試したり，前に進めるようにすごく努力したけど，うまくいかなかった。逆戻りばかりで……

ノーム：ええ。つまりこういったことはゆっくりするのが賢明なんでしょうね。

ゴールを探して

ノーム：そのような気持ちを持っていらして，4.5から5に行くための，次のステップは何だと思いますか？

ジョン：毎日，家に置いておくことだな。

ノーム：毎日，家に置いておくこと？

ジョン：それができるようになったらな，家に置いておくことだよ。つまり，マリファナを毎日，家に置いておければ，それは成果だな。実際，生産的だし。

ノーム：そうですね。

ジョン：それに俺が思うに，感じることができるだろう，見たり感じたり，大きな変化を見ることができるんだ。

ノーム：どんな大きな変化が見えると思いますか？

ジョン：たぶん仕事場でもっと生産的になるだろうな。仕事が忙しくなって，今より良くなるんじゃないかな。

ノーム：今より少し良くなる？

ジョン：そうだな，ポジティヴな結果が出ると思うよ。今より気を配っていて，もっとはっきりしていて，職場の奴らにとってはしんどいかもしれないけどね……

ノーム：ふーん。

ジョン：もしかすると，奴らにとっては恐ろしいほどかもしれないな，俺がここに来ていることも知っているし，話してあるからさ。

ノーム：へぇ，そうなんですか？

ジョン：だから，奴らに最初から全部包み隠さずにいることは，思うに，俺にとってはプラスかもしれないな，だって奴らにぶつけることができるだろう，「みんな，俺はこんなことしてるんだって話してただろう」ってね，奴らの前で25セントを取り出して，ああだこうだってさ。その中の一人がローリング・ロック（ビールの銘柄）を取り出して……一口飲んで，「欲しいかい？」って言うんだぜ。

ノーム：あなたが5だと分かる時には，どんなことに気づくでしょうか？

ジョン：自分自身のセルフ・マネジャーになる必要があるだろうな，自分を管理して，自分の行いに対してもっと効率良くして，落とし穴に陥らないようにね。

ノーム：分かりました。

ジョン：座ってハイになるとか，あぁ〜もうやめだ，流しに洗い水をそのままにして，皿も入れたままで，ゴミは臭い，猫のトイレはその

まま，サンディがやってくれるよって，メモを残さないで出かける，なんていうんじゃなくてね——そう言えば，俺はいつもメモを残しているんだ。

ノーム：では，プロジェクトを終了させるというのは，あなたがおっしゃるセルフ・マネジメントの一部なわけですね？

ジョン：そうさ。課題を遂行して，座り込んでマリファナを吸う以外に，他のやることを見つけるってことさ。

コンプリメントと課題

ノーム：あなたは，本当にとても良くやっていらっしゃいますね！

ジョン：本当かい？

ノーム：ええ。素晴らしいことだと思いますよ！

ジョン：そうか，今もそのことについて考えているんだ，俺はすごく，すごくそのことを考えていると言っても認められると思うんだ——

ノーム：そうでしょう。

ジョン：——これまでの16年間やってきたことだよ。

ノーム：ええ。

ジョン：今，サムのサッカー・コーチだし，こんなふうにやっていかなくちゃいけないんだ，こうはなりたくないんだ（数回，激しく息を吸ったり吐いたりする）。

ノーム：そうでしょうね。

ジョン：それだけじゃなくて，矯正センターから釈放された時に，そこのケースワーカーが「成長して，そのことについて考え始めるだけで良いんだよ，それ以外必要なものは何もないんだよ」って言ってたんだ。

ノーム：あぁ，それであなたはそれを実行しているんですね。

ジョン：だから俺は出かけて盗みを働いたりなんてことについては考えないよ，それは選択肢じゃないんだ，俺が良しと思える選択肢じゃないんだ。

ノーム：ええ。

ジョン：それに，もしそんなことが起これば，俺はただのコントロール

がきかない奴でしかない，そんなふうにはなりたくないんだ。その横を通り過ぎる時に，その結果がどんなものになるのか，目に見えるからな……サムはたった6歳だし，俺は……

ノーム：これからのコーチ生活もまだまだあるんですよね。

ジョン：そうなんだ。ここから前に進めたら，自分の依存から抜け出せたら，限度を決めて，いい時とダメな時，安全な環境にいる時にどうやって制限すればいいのかを知っとくんだ，もし自分やサムやサンディや，他の誰かがケガをしたらどうなるのかとか考えたくないから……

ノーム：そうですね。

ジョン：俺にとっては重要なことなんだ。

ノーム：えぇ。それはずっと重要でしたね，そのような決断をすることは。

ジョン：もう一つ思っていることがあって，道を運転していて兄貴のことを考えるだけで涙が出るんだよ。この死に関することは，俺がちゃんと理解しなくっちゃいけないことなんだ。

ノーム：えぇ，えぇ。

ジョン：それは俺にとって重要なことなんだよ。

ノーム：そうでしょうね。

ジョン：それは，それは，それは毎日起こるんだ，そして俺の友達が死んだら，また近いうちに起こるんだ，俺はただ，人が死ぬことを考えたくないんだよ，なぜってすごく気分が滅入るからさ。

ノーム：今，4.5で……

ジョン：俺が思うに……

ノーム：その死に関することを扱う準備が整うのは，いつでしょうか？

ジョン：分からないな……今より大き目のティッシュの箱が手に入った時かな。

ノーム：大き目のティッシュの箱？

ジョン：仕事場でも，仕事中でさえ大変なんだ，兄貴の死について話した後や「彼はこうやって亡くなったんだ」って誰かに話した後は，自分を取り戻すまでに1分かかる。振り向いて向こうにいる奴の顔

を見たら，俺の兄貴の顔に見えるんだ，そこに見えるんだよ。

ノーム：えぇ。

ジョン：でも，いいんだよ，それは大丈夫だと思うんだ，ニールのことを「ジム」って呼んだりするわけじゃないから。でも兄貴のことは絶対忘れない。

ノーム：そのことについて話し始める準備が，もうできているように思えますが？

ジョン：そうかもな。そうだな，できてるのかも。昨日の晩，始めたんだ。ランディって俺の家内と一緒に働いている奴と出かけたんだ。奴はゲイなんだ。俺は，兄貴の生活がどんなだったのか本当に知りたかったんだ，だからそれについて彼に話したんだ，そしてどんな生活なのかについて尋ねて，兄貴がボストンに住んでいた頃に通ってたいくつかのバーについても話した，どんな生活だったのかを知るためにね，彼はある総合警備会社の保安管理部で働いていたんだ，それが昼の生活で，夜はまったく別の生活があった。

ノーム：えぇ。

ジョン：俺はただ兄貴がしていたことを確かめたかったんだ，ゲイの人は皆やっていること，アナルセックスとか，で，兄貴が痛い目にあっていなかったっていうことを知りたかったんだ，もしそうだったら，たとえ彼はもういなくても，そいつをやっつけに行くだろうよ。

ノーム：えぇ。

ジョン：人は人なんだ。ほっといてやれよ，奴らにも感情があるんだからさ。俺は昔，人を傷つけたことがあるからそう感じるんだろうと思うんだ，それ以来やってないけど，感情的には，気持ちの上では今でもやっていると思う，でもそこから抜け出す必要があるんだ。

ノーム：何か良いものに変化させる？

ジョン：そうだよ。例えば，サンディに対しても腹を立てて，自制心を失うことがあるんだ。根に持ち続けて「お前は馬鹿だよ，だってお前は……」なんて言わないで，その場で対処したいんだ，馬鹿な奴なんていないのに。

ノーム：えぇ，えぇ。
ジョン：俺はただ自分の表現，発声に対してもコントロールを利かせたいんだ，人との関わりでも，時にはこんな感じ（両手を打つ）だけど，そうじゃなくてこんなふうに（両手をそっとやさしく打つ）。
ノーム：あぁ，分かりましたよ。
ジョン：先週だったか，車のことで，数回あったんだよ，壁を殴るわけじゃないけど，ただ俺は（緊張のある発声），こんなふうなのはイヤなんだ（同じような緊張のある発声）。
ノーム：そうですね，そしてだからこそ，これはゆっくりと進めていきましょう。ここでまとめをしなければなりません。
ジョン：そうかい。
ノーム：課題ですが，やっていることを続けていただきたいと思います。
ジョン：あぁ，どのみちやろうと思ってたよ。
ノーム：えぇ。コイン投げも続けて下さい，そして他のことも付け加えてみましょう。今回は，コインを投げてその結果通りのことをしながら，あなたが準備ができたと思える時，その気持ちに気づけるように注意を払っていただきたいのです，つまりセルフ・マネジャーになる，そうおっしゃっていましたよね？
ジョン：あぁそうだ。
ノーム：自分を管理する。
ジョン：今も自分のことを管理しているけど，できていないよな，そうだな，生産的には……
ノーム：えぇ。これはゆっくりやっていただきたいのです。今やっていることを続けるためにコイン投げを続け，自分自身で管理できていると思えるサインに注意を払ってください。
ジョン：あぁ，わかったよ，了解。
ノーム：これまでにもたくさんのカウンセリングを受けてこられて，これについて考える時間もたくさんあったでしょう，そしてあなたは，他人を傷つけたこともあるけれど，ご自分の強さを使って，前にもおっしゃっていたように，それを良いものに変化させようとしてお

られる，そして他人を守れるようになるように……自分自身を振り返る時間を持たれましたね。
ジョン：何てことだ，俺について本当にそんなことを気づいたのかい？
ノーム：えぇ，そうですよ。
ジョン：すげぇ。いい気分にさせるぜ。
ノーム：だからご自分がこのプロジェクトを始める準備をしようと思った時に，あなたは気づくことができると思います，力を抜いて，ゆっくりと。
ジョン：分かったよ。そうだな，釘は一本ずつ打てってことだな。
［セッション3終了］

　2回のフォローアップ・セッションが予約されたが，クライエントは1回目の予約前にキャンセルの電話をしてきて，自分は順調で仕事を抜けることができないからと言った。2回目の予約も電話でキャンセルされ，良い状態が継続中で，再予約の必要はないとのことだった。6カ月後のフォローアップでも，クライエントは自分の生活は順調で，自分の目標を達成できたと報告した。セッションは全部で5回で終結した。

パート2
特別な治療状況

第7章
"共依存"のクライエント

　専門家のために書かれた論文や書籍の多くは，共依存と記述されるのが最もふさわしい性格特性または行動様式があると主張している（例：American Society of Addiction Medicine, 1996）。またこれは，臨床家の間にも広く浸透している考え方である。しかし，我々がこれらの行動を注意深く考察した結果，これらは予測可能性を増すための試み以外の何ものでもないことがよく分かった。操作的，支配的，批判的であると一般に呼ばれている行動は，問題飲酒者との予測不能でしばしば混沌とした生活パターンに，何らかの秩序感をもたらすための試みなのである。

　誰であっても，自分の日常生活には，ある程度の規則性と予測性を必要とする。自分の夫が夕食までに帰宅するのか，子供の学校行事に参加できるのか，家族の特別な集まりに参加できるのか，その可否を知っておく必要があると妻が語る場面に出会うことはよくある。問題飲酒者のパターンは彼自身にとっても予測することが難しいため，妻は息子のリトルリーグの試合に向かうために，家族全員が5時半に車に乗り込めるのかどうか予測することができない。確実性を高め，保証するための試みとして，妻は夫に時間通りに帰宅することの重要性を説く。しかし，彼がちゃんと聞いているという確証がないため，彼女は繰り返し彼に説くことになる。そうして，それは「小言」と捉えられるようになる。小言の後に続くことがどんなものか，よくご存知だろう。彼の飲酒行動が逸脱すればするほど，彼女は自分の生活にいくらかの秩序と予測性を確保するために，これまでの2倍そして3倍の努力をしなくてはならなくなる。しかしこの，問題に解決を見出そうとする彼女の努力は残念ながら報われない。これに気づくまで，彼女は同じ方法で問題解決の試みを続けるが，成功することはない。彼女の考えでは，一生懸命やればうまくいくはずなので，さらに努力を倍増してみるが結果は出ない。そのため彼女の葛藤と怒りは膨らんでいく。彼女はやがて，この酔っ払いは自

分に意地悪をしようとしているんだと思い込み始める。葛藤がこのレベルになった時，彼女の怒りはさらに激しくなる。このパターンは，悪循環を加速し，両者の怒りと憤慨レベルを増幅させる。彼女は，すぐに彼の元を去ってやると脅すか，「この役立たずを追い出してやる」と大声で訴えることになるだろう。

コイン投げの実験

　この行動を別の視点から考えた時，コントロールを失った生活をしている人に役立つような，いくつかのアイディアが得られる。すでにご存知の通り，問題飲酒者だけが自分の飲酒に対して何かをすることができる。そして，彼らのパートナーが唯一できることは，自分自身の行動に対して何かをすることである。これは，もちろんアラノン（Al-Anon）のアドバイスだが，家族はよくこのような提案に憤慨する。誰か他の人を変えることに対して無力であることを受け入れる準備がまだできていないのである。つまり，彼女たち自身がこのプロセスの一部分であることをまだ知らないので，問題飲酒者が自分たち家族の生活を少しでも楽にしてくれることを期待しているのである。配偶者は通常，問題飲酒者の飲酒習慣のために，離婚するか結婚生活を続けるか，しばし心を揺らされる。非難したり，罪を認めたり，もう二度とやらないと約束したりするパターンはよく見られることである。配偶者は，それぞれのパターンの後に何が起こるかを熟知している。このコイン投げの課題は，簡単で，飲酒問題を抱える人のみが彼の行動を変えることができるということを講義や説教をすることなく，伝えることができる。

　問題飲酒者の夫を持つクライエントが，「素直に耳を傾ける瞬間」に到達する手助けをするために，これまでの彼女の努力が実を結んだかどうかを尋ねるとよい。もっともなことではあるが，「いいえ。だから私はここであなたと話してるんじゃないですか！」という答えが返ってくることだろう。彼女が何か違うことをすることに受容的であれば，次の実験をお勧めする。彼女のベッドサイドにコインを常備する。彼女は毎晩，就寝前に，秘密でコイン投げを行う。表が出たら，**彼がたとえどんなことをしたとしても**，この問題飲酒者と一緒にいると自分が決断した

かのように翌日ずっと振舞うこと。もし裏が出たら，**彼がたとえどんなことをしたとしても**，この問題飲酒者と別れる決断をしたかのように翌日ずっと振舞うこと。この課題により，彼女は一日の分離体験を並行して経験することになる。また，彼女自身とパートナーについて，どんな違いに気づいたかを観察し，この実験結果を次回の面接時に報告してもらう。

第8章
常習再発者

　セラピストには皆，会うのが嫌なクライエントがいるものである。あなたは，こうつぶやいている自分に気がついたことがあるだろうか？「あーやだ，またあの人だ」「頼むから彼女だけはやめてくれ，もう彼女とは関わりたくないんだ」「あの夫婦イヤ，きっとあの人たちは一生何にも学ばないわよ」「誰だって？　先週やっと彼は解毒プログラムを終えたと思ったのに」　このような表現は常習再発者，またはジョークで「お得意さま」と呼ばれるクライエントに使われる。しかしこれらのレッテルは，この特定のクライエントたちを間違って描写しているばかりか，セラピストにしばしば恐怖感を与え，まずそのクライエントを排除するための方法を頭に浮かべてしまうことになる。これはクライエントにとってもセラピストにとっても有益とはいえない。

> **臨床現場からのヒント**
>
> **リソースとなるもの**
>
> プログラムの修了者やAA（アルコホリック・アノニマス）のメンバーは，友人のいない，虐げられたアルコール依存症患者の味方となってくれる人材資源として利用できます。

　クラウディア・ブラックボーン（Blackborn, 1995）は，常習再発者に対してもっと役立つ定義を提案しており，このタイプのクライエントを他と識別するために，以下のような特徴を挙げている。
1. クライエントは短期集中型の治療に参加し，酒をやめようとした経験が1回以上ある。しかしこれらの治療経験において，アルコール依存度の減少または回復にあまり効果が見られなかった。
2. クライエントの短期間の断酒経験は，有益で長続きする違いを創り出すためのパターンを発展させることには役立たなかった。したがってクライエントは，現在の回復を促進させるための過去の回復スキルを信頼することができない。
3. 飲酒問題により，どんどん否定的で有害になってきている継続的

なパターンが存在する。
4．回復の試みが失敗したことで，治療に参加しようというクライエントの動機づけと自発性が減少している。クライエントは，自分に対して絶望感を感じ始めており，ますます回復に対する動機づけを失いつつある。

　我々はこの定義の方を好む。それは，これらのクライエントに対するセラピストの見方，そしてセラピストの無力感や絶望感をシフトさせてくれるからである。さらに，次のことを覚えておくと役に立つだろう。
1．治療がクライエントを失敗させたのであって，クライエントが治療に失敗したのではない。
2．以前に何もうまくいかなかったとしても，そのクライエントはうまくいくことを試してみることができなかっただけである。
3．クライエントは具体的な違いに気づいていないかもしれないが，生活は困難になってきている。
4．どんな治療経験も変化を創り出すということに，クライエントが懐疑心を抱いたり，無力感を感じたりするにはもっともな理由がある。

二日酔いからまた始める

　常習再発者とのセラピーでは，クライエントがどんな違うことをすべきかではなく，クライエントがどんな違うことがやれるかに焦点を当てるとさらにうまくいく。またできるだけ早い段階で，以前とは異なる方法でセラピーを開始すると良いだろう。

　クライエントが援助を求めてやって来た時には，これまでに，カウンセラー，セラピスト，医師，他の断酒プログラム，刑務所，アルコール専門病院，入院リハビリと関わって，何らかの回復を試みた経験があるかどうかを，具体的に詳細に尋ねること。この質問が一般的な"既往歴"に終わってしまうのは，「私のような専門家に以前会ったことがありますか？」と聞かれているとクライエントが勘違いした場合である。そのような時のクライエントは，セラピストがどんな情報を求めているのか理解できずに，ぞんざいな返答をするかもしれない。

クライエントが以前に治療経験があると答えた場合，何が役立って何が役立たなかったかを尋ねること。また，「どのくらいの間，しらふでいたんですか？」「それはどんなふうに助けになりましたか？」「しらふでいることを続けるのに，助けになったことは何でしたか？」と尋ねよう。これらの質問は，通常の治療前（または以前）の変化の探求として，また診断としても有益である。これらの質問に対する答えは，セラピストが何を試みる必要があるのか，何を繰り返してはならないのかを判断するのに役立つだろう。

クライエントに以前治療経験があり，常習再発者の定義にあてはまる場合，クライエントの成功のチャンスを増やすために追加的資源を活用すべきである。できるだけ早くクライエントの了解を求め，それが得られたら，セラピストは以前の治療者と連絡を取るとよいだろう。e-mailやファックス，電話を利用することをお勧めする。郵便だと返事を受け取るのに何週間も何カ月もかかることがあり，情報を受け取った時にはそれほど役立たないかもしれないからである。

次のステップは，資源となるクライエントの周囲にいる人たちと協同し，可能な解決の数を増やすことである。これは次のように尋ねることで，簡単に最初の電話で手に入れることができる。「あなたの人生において，他にあなたの回復に興味を持っているのは誰でしょう？」「どうやって，彼らはあなたの役に立つことができるんでしょう？」「初回面接に彼らを連れてくるために，何が必要でしょう？」クライエント以外の人と話す時には，「あなたがジョイのどんな助けになったと，ジョイは言うでしょう？」と尋ね，それから「ジョイの面接にあなたも来ていただけますか？」と依頼するとよい。

重要人物に最初から治療に参加してもらうことは役に立つ。常習再発者とだけ面接をすると，あまり前進できず，解決の探求がうまくいかないこともあるかもしれない。他の人を治療に導入することで，重要な解決を創り出す可能性が増していくことになる。

初回面接

初回面接の焦点は，クライエントが何を望み，何ができるのかを見つ

け出し，これを成し遂げる方法を決定し，クライエントの周囲の人たちという資源から適切な支持を得ることである。

　初回面接で達成可能な解決を創り出す可能性を最大にするために，次の質問が役立つだろう。それがどんなに短い期間であれ，時には半日といった短い期間であっても，クライエントが自分自身で酒をやめることに成功したことがある場合には，**どうやって**それをしたのか，そして**どんな**結果だったのか，好奇心をもって話を聴くこと。また，クライエントが自分の解決を繰り返すためにどれくらい自信があるかについて話し合うこと。援助を必要としているだろうか？　もしそうならば，どのような？　クライエントの答えが現実的な時には，「それが今回はうまくいくだろうということが，どうやって分かりますか？」「どんなことから，今回はそれができるとお分かりになりますか？」と尋ねよう。次のどの質問が適切で，どの質問をいつ使うかは，あなたの臨床的直感とタイミングに従うとよいだろう。

> **臨床現場からのヒント**
> **すばやい解毒アセスメント**
>
> 　解毒が必要な時をすばやく判断するには，「3～4日続けてお酒をやめたことがありますか？」「それはどんな感じでしたか？」「どうやってやったんですか？」「今それができると思いますか？」と尋ねてみましょう。

1．誰？

- 今日あなたをここに来させたいと思ったのは，誰でしょう？
- いつもあなたの背中を押し，あなたを行動に移させてくれるのは，誰ですか？
- この人なら助けてくれるだろうというのは，誰でしょう？
- 誰が，問題から抜け出す手助けをしてくれるでしょう？
- 家族の中で，誰が飲酒問題を解決しましたか？
- あなたの友人の中で，誰が飲酒問題を解決しましたか？
- 最初にあなたの違いに気づく人は，誰でしょうか？
- あなたが起こしている変化で利益を得るのは，誰でしょうか？

2．何？
- 一番の望みは何ですか？
- あなたの人生の中で違っていて欲しいのは，何ですか？
- ＿＿＿＿＿＿は，あなたに何をして欲しいのでしょうか？
- ＿＿＿＿＿＿は，何が変化して欲しいのでしょう？
- あなたの意にかなう最も小さな変化は何ですか？　それはどんな違いを生むでしょう？
- あなたが変化しなければ，何が起きるでしょう？
- 我々が話し合った変化をあなたが創り出した時，何が起きるでしょう？
- 「今回はうまくいってる」と，＿＿＿＿＿＿が最初に気づくことは何でしょう？
- ＿＿＿＿＿＿がこれらの変化に気づいている時には，あなたは何をしているでしょう？
- また飲みたい衝動に駆られた時，あなたは何をするでしょう？
- 取るべき最初の小さな一歩は何でしょう？
- 最初の一歩を踏み出すために，何が必要でしょう？

3．いつ？
- いつ，これらの変化を始めるべきでしょうか？
- いつ，あなたは最初の一歩を踏み出すでしょうか？
- 人から援助を受けたいと思うのは，どんな時ですか？
- これらの変化を創り始めた時，何が違うでしょう？
- 今度いつ，私たちはお会いしたらいいでしょうか？

4．どこ？
- 最初に違いに気がついた時，あなたはどこにいるでしょう？
- ＿＿＿＿＿＿があなたの違いに最初に気がついた時，彼／彼女はどこにいるでしょうか？
- もしあなたがこれらの変化を起こさなかったとしたら，来年あなたはどこにいるでしょうか？

- これらの変化を創り出した時には，今から1年後，あなたはどこにいるでしょうか？
- 最初の一歩を踏み出した次の週，あなたはどこにいるでしょう？

5．どうやって？　どんなふうに？
- どうやって，これらの変化を創り始めるでしょう？
- あなたはこれができると，どうやって分かりますか？
- あなたがしらふの時，どんなふうに人から違う扱いを受けるでしょうか？
- 人生の中で，これまでどうやって他の変化を創り出してきましたか？
- 今回は本物だと，どうやって分かりますか？
- 今回はまったく別のいまいましい失敗だと，どうやって分かりますか？　どうやってそれを防ぐことができますか？
- 今回は本物だと，＿＿＿＿＿＿はどうやって分かりますか？
- どうやって自分自身の進歩を見失わないようにできるでしょう？
- いくつかのちょっとした変化を創ることは，どんなふうに役に立つでしょうか？
- これらの変化を創ることが，どんなふうにあなたの生活に影響を与えるでしょうか？　何をする必要がありますか？

6．その他
- 他に，何か私に言っておきたいことがありますか？
- あなたが大切だと思うことで，私が聞き忘れた質問があるでしょうか？
- 私が知っておくべきことで，あなたの生活の中で大切なことが他にありますか？
- これらの変化があなたにとってどんなふうに役立つか私に教えて下さいましたが，他に役立つことであなたがしていることは？
- 課題をする意志はありますか？　やってみたいと，どうやって分かりますか？　どんなことから，これができると分かりますか？

これらの質問から情報を収集したら，その情報をまとめ，クライエントと治療プログラムとが共存できる解決を明らかにする必要がある。常習再発者に対する治療で，セラピストにできる最も重要な貢献は"違うこと"を試みることである。伝統的な嗜癖治療において，クライエントは瞬く間に"患者"にされてきた。嗜癖カウンセラーが専門家であり，自分たちだけがその患者のどこが悪いのか，それをどう治療すべきかを知っていると彼らは信じてきた。そして患者は，専門家の治療方針に従って行動することを強要され，逆戻りすると本を投げつけられた。その結果，高価で拘束された長期間の治療が行われ，その上ほとんどのケースがうまくいかなかった。覚えておかなければならないことは，クライエントは専門家が何を言おうと，「自分がしたいと思うことをする」ということである。

何度も逆戻りを繰り返すクライエントであっても，彼らの話に耳を傾け，違いを創り出すものは何か，そしてその小さな違いを引き起こすために何が必要かをクライエントが見つけ出せるように援助すること。また，資源としてのクライエントの周囲の人たちにじっくり耳を傾け，「ここで本当のカスタマーは誰だろう？」と自問し

臨床現場からのヒント

飲むのをやめるか，控えめに飲むようにし始めるか？

解決に専念するための希望やエネルギーがほとんど残っていないクライエントにとって，断酒は現実的な目標ではないかもしれません。何度も逆戻りしてきた長い歴史をもつクライエントでも，ほとんどの人がお酒をやめたいんだと言うことでしょう。というのも，その言葉を専門家が聞きたがっていることを彼らは知っているからです。クライエントはドアの外に放り出されたくないので，専門家が聞きたがっているだろうと思うことをしばしば口にします。時には，クライエントにきっぱり酒をやめるよう説得する方が親切だと思うこともあるでしょう。しかし，おそらく完全な断酒よりも，害を減らすことを目標にする方がより現実的でしょう。私たちはよく，最初の一歩として，害を減らすことを目標として取り決めます。

クライエントが，このようなより小さな目標と成功を経験することができると，継続していく勢いが強化されます。次のステップはもっと容易になり，そしてクライエントはこう言うようになります「大丈夫，もう一生やめられるよ」

てみると，その答えに驚くこともあるだろう。その本当のカスタマーは，家のあちこちでパートナーを手伝いたいと思っている配偶者だったり，生産力のある従業員を助けたいと願う雇用者，法律に従って欲しいと願う保護観察官，生徒に集中力を望む教師かもしれない。どの例においても，これらの資源となる人々が初回面接から治療に参加してくれた場合には，彼らがクライエントのためにできることは何か，彼らが自分自身のためにするべきことは何かを明確にするよう援助してほしい。

追加考慮すべきこと

1. 契約書を書くこと。クライエントと契約書を取り交わす時間をとると，課題に従う割合が高くなる。これは特に十代の子供たちに役立つ。専門用語ではなく，必ずクライエント独自の言葉で契約書を書くこと。また契約書には，否定形の行動ではなく，肯定形の行動を記すべきである。例えば，「飲酒運転しません」と書く代わりに，「飲んだ時は，誰か他の人に家まで送ってもらうようにします」と書くこと。

2. 社会資源を提供すること。「ここの地域で利用できるサービスをご存知ですか（または，どう聞いていますか）？」と尋ねることから始めよう。ほとんどのクライエントは，すぐに利用できる治療資源についての知識を持っていない。誰も今まで，彼らに利用できるものを教えたことがないのである。あなたの施設や地域社会が提供しているすべてのサービス，そしてそれらのサービスへのアクセス方法をクライエントに知らせること。利用できるすべての社会資源について，クライエントと一緒に再検討すると役に立つ。

3. スリップと，「またアル中になる」ことについて。回復過程において，スリップはよくあることである。多くのクライエントは，過去の治療経験から，もしスリップしたらセラピストが二度と彼らに会いたくないと思うだろうと信じ込んでいる。クライエントがスリップした時，我々は彼らにまず，我々が中立的で受容的な立場を取っているということを知ってもらいたいと思っている。

彼らが目標を維持することを支援したいし，彼らが逆戻りを体験した時には彼らから学びたいと願っている。

4．紹介。クライエントの回復には，さらに他の地域社会サービスやヘルスケア・サービスへの紹介も必要かもしれない。これらのサービスへの紹介が回復に役立つだろうとクライエントが考えている時には，それが適切な紹介になるように確認し，あくまで努力を続けてセラピストができることをしよう。

5．薬物治療。薬物治療は，我々の治療にとって役立つ補助物となりうる。ナルトレキソンやジスルフィラム（アンタビュース）は両方とも抗酒に効果がある。しかし，それらには副作用もある。ナルトレキソンは飲酒への衝動，つまり飲酒による陶酔を防げる。ジスルフィラムは人体のアルコール解毒力を防げ，中毒反応を引き起こす。有害な結果を引き起こす危険がより少ないので，我々はナルトレキソンの方を好む。この薬は両方とも処方薬なので，医師への相談が不可欠である。クライエントが薬物治療をしていても，次のように尋ね，必ずクライエント自身がその進歩を成したのだと思えるようにすること。「あなたにとってうまくいくために，薬物治療はどのように役立っていますか？」「薬物治療がうまくいくのに役立っているあなたのやり方について，主治医は何と言うでしょう？」「それで，何パーセントの割合で薬物治療が役立っていて，何パーセントがあなた自身の力でやっていることでしょう？」　直接的・間接的やり方で，回復においてクライエントが積極的に役割を果たさなければならないことを強調するようにしてほしい。

第9章
資源としての家族

　多くの治療プログラムは，クライエントと共に成し遂げようとしているその治療プログラムを，問題飲酒者の家族が妨害していると考えている。これは，個人の責任についての概念，そして問題に対する解決を見い出して実行するために何かできるのはその当事者だけである，という発想に基づいている。サポーティヴな家族や社会環境は，初期の回復のみならず回復過程を継続するために重要であることが多くの調査結果によって示されている。さらに，問題飲酒者自身よりもその家族の人たちが飲酒問題の影響をより痛切に感じている場合には，家族を巻き込む方がより有益である。なぜなら非乱用者である家族たちよりも，問題飲酒者であるクライエントの方が通常もっと途方に暮れているのだから，これは当然のことである。我々の師である多くの賢明なクライエントから学んだことだが，我々のモットーはこうである。「アルコール依存症はクライエントの問題だが，その解決は全員のものである」

　家族とは，両親と子供だけではなく，配偶者，友人，隣人，親戚といったクライエントが家族と見なす，すべての人たちを含むものとして我々は定義づけている。家族に対するこの定義づけは，生物学的または法的なつながりに限定されず，情緒的なサポート・システムを構成する人々のネットワークをも含んでいる。

回復のための資源としての家族

　家族の人たちは，問題飲酒者について多くの情報を持っており，その情報を解決構築のやり方で引き出せば，役立てることができる。恥ずかしさから押し黙って苦しむ家族もいれば，問題飲酒者が無駄にしてしまった潜在的な可能性や実現しなかった夢に対する落胆から，やや口やかましい家族もいるだろう。治療が必要な家族メンバーについて話し合っている時，ほとんどの家族は膨大な可能性が無駄になっていることをセ

ラピストに語る。これらの家族たちは，関心と愛情と誠意の巨大な貯蔵庫を持っている。セラピストの仕事は，これらの資源を最も共通した利益のために活用することである。そのためには家族を巻き込まなければならない！

1. クライエントが問題に対処しようとする時に，誰が一番助けになったのかを尋ねること。
2. どうしたらこの人物がまた助けになってくれるかを，クライエントに尋ねること。
3. クライエントの合図に従い，クライエントがこの人物を同席または個別の面接に誘うようにすること。
4. 家族メンバーが面接に来た時，
   - クライエントから見て，その人がどれくらい助けになっているかを示すこと。
   - その人が，他の人たちのようにあきらめたりせずにクライエントの傍らに踏み留まっているのは，クライエントについてどんなことを知っているからなのかを尋ねること。
   - クライエントがしらふの時にはどんな様子なのかを聞き出すこと。クライエントの行動とこの家族メンバーとの関わり方の詳細について根気強く聞き出すこと。
   - しらふであり続けるための，クライエントのうまくいった工夫について，その人が気づいたことを見つけ出すこと。
   - うまくいった工夫をクライエントが継続するために，どんなことが必要かを尋ねること。クライエントの社会的，職業的，家庭的環境について，そしてこれらの環境がクライエントのしらふをどんなふうにサポートし，励ましているかについて話し合うこと。
   - これらの援助的な人々を人生から失わないために，何をする必要があるかをクライエントに尋ねること。
5. この援助的な家族ネットワークとの繋がりを維持することをしっかりと心に留め，クライエントの長年にわたる飲酒にも関わらず，

クライエントがどんなことをやれているから，このように援助的な人たちがクライエントの傍らにいるのかを教えてもらうこと。

家族は何か違うことをする必要がある

家族の話を聞く度に，言葉は違っても行動パターンは同じような，うまくいかなかった解決の試みの変わり映えのなさに驚くことだろう。問題を解決するための彼らの試みを充分に讃え，問題飲酒者に対する失望，怒りや憤りを認めた後で，優しくそして根気強く次のように尋ねよう。「皆さんがドリーンの力になろうと，どんなことをしてきたと彼女は言うと思いますか？」この質問に対する答えは，いつも似たような言葉で返ってくる。例えば，教え，小言，説教，文句，哀願，過ちの指摘，飲酒による害についての指摘，脅し，駆け引き，口をきかない，皮肉等々。家族がセラピストの向かい側に座っている理由は，ドリーンが自分にとって良いことをするように手助けしようという彼らの試みが不毛に終わり，彼女が酒をやめることを納得せずにいることと関連している。

> **ソリューション・フォーカスト・セラピーの中心哲学**
> - 壊れていないのなら治さない。
> - 何がうまくいくかが分かったら，もっとそれをする。
> - うまくいかないなら，それをもっとするのではなく，何か違うことをする。

したがって，次のように尋ねるとよいだろう。「こういった方法はどれくらいうまくいきましたか？」一般的に家族たちは，挫折感を露わにしてこう答える。「それがうまくいかなかったから，あなたのところに話しに来てるんですよ！」または，これらの論理的な試みがうまくいかなかったのだから，ドリーンには望みがないという結論を出す。家族は，自分たちがしていることがうまくいっていないということに気づけば，それをやめることができる。問題を解決することに繋がらなかったやり方を止めることは，たとえそれが問題飲酒者の問題をすぐに解決しないとしても，新しい行動パターンを創り出すためには十分である。うまくいかないことを家族が止めた時に，新たな関係性のパターンが生まれる可能性が開けてくる。

臨床現場からのヒント
適性ベースの家族歴

　伝統的に，医療分野では個人の生活歴または家族歴は，専門医が診断を下したり治療計画をたてるために必要な，ありとあらゆる異常なことに関する情報を見つけ出すために聴取されてきました。アルコール・薬物乱用の専門分野にこの医療アプローチを適用したことで，家族内の秘密をすべて暴こうとし過ぎてきました。セラピストが家族の成功と失敗とをバランスよく考慮しないと，家族病理や欠陥，家族内のアルコール依存症者や自殺者，児童虐待者，乱用者，失敗に終わった結婚といったことだけにハイライトを当てることになります。そうすると，みんなを落ち込ませることになり，そのような話をしている人に絶望感を与えてしまいがちです。

　クライエントは意欲をそがれるべきではない，それよりも希望を感じる必要がある，ということを主張したいと思います。このような希望と楽観主義は，問題をうまく乗り越えた家族の側面や，これらの家族メンバーたちがどんなふうにして自分たちの人生を立て直したかということについて，クライエントに話してもらうことで引き出すことができます。

　「ジョーおじさんはどうやって酒をやめたのか」「祖母の飲酒癖にも関わらず祖父はどうやって50年間も結婚生活を続けたのか」「従兄弟のケンはどうやってある日突然断酒を決心し，10年間一滴も口にせずにすんでいるのか」「従姉妹のピイは，どうやって酒を一日2杯までに制限することをひそかに身につけたのか」といったことを尋ねてください。私たちの生活歴聴取は，クライエントの家系にいるこれらの人々が，どんなことをクライエントに教えてくれているのか，クライエントは自分の飲酒問題を克服する助けとなるような，どんな特徴を家系から受け継いでいるのか，これらの特徴が毎日の生活の中に現われていることをクライエントはどのように認識しているのか，ということを含んでいます。

いつ，どのようにして家族メンバーを治療に加えるか

　もしセラピストが治療の初期段階で，場合によっては初回セッションで，家族メンバーがクライエントが治療を受ける動機づけとなっていることが分かったら，その家族を資源としてすぐに招くこと。治療が良い方向に進み，さらに別の家族メンバーが変化を誘発し，それを継続する重要な役割を果たしていることが分かったら，その家族を資源としてす

ぐに招くこと。これらの家族メンバーは，クライエントの生活における権威者である必要はない。たぶん子供の哀願は，配偶者の小言よりも影響力があるだろう。子供たちが親的な役割をとるという心

> **臨床現場からのヒント**
>
> 　私たちの同僚の一人はこう言います，「血はセラピーよりも濃い」　私たちも同感です！

配をせずに，彼らを資源として招くことができる。子供たちは既に力になろうとしているのである。彼らが子供であり続けると同時に，本当に力になる存在でいられるような新しいスキルを習得するように手助けしてほしい。

家族は静的なものではなく，変動的なものである

　一般的に，家族はクライエントが起こしている肯定的変化を不安に感じ，回復するための努力の"邪魔"をしがちだと考えられている。これは，クライエントの家族に対する考え方としてはあまり役には立たない。このような考え方は，セラピストの家族に対するガードを高くさせたり，家族の意図に疑いを持たせ，その結果，家族がもたらすであろう害からクライエントを守ろうとさせることになる。現実的に言って，クライエントは遠からず家族の元に戻るのだから，彼をずっと庇護することは不可能であり，クライエントとその家族が互いにサポーティヴな関わり合い方ができるようにするべきである。

　我々は家族を，クライエントにとっての大切な資源と見なしているので，家族に対してもっと肯定的で有益な捉え方をしている。つまり，人間は常に変化しているのだから，家族も時間の経過とともに変化する流動的，系統的，そして変動的な組織だということである。この視点が治療的に示唆するものは，セラピストが6カ月前に会った家族が，表面的には同じように見えても，今はまったく変わっているかもしれないということである。以前と少しでも違う何かに気づく心構えをしておいてほしい。セラピストがこのように開かれた見方をしていると，家族が変化しつつあるさまざまな点を探し始める視点が芽生える。アルバート・アインシュタインは，こう述べた。「我々は信じるものを見る」　クライエ

ントと家族との関わり合い方のどんなことが違ってきているか，小さなことでも詳細に探すことをお勧めする。家族自身も自分たちのこれらの変化の詳細に気づいていないことがよくあるので，その変化が良いものであれば特に，セラピストがそれを指摘する必要がある。これらの変化をどうやって創り出したか，これらの変化がどのように役に立ったか，これらの変化を創り出すことで彼らが自分たちのどんなことに気づいたか，といった質問をして変化についての観察を続けること。

ユニットとしての家族，または家族の中の個々人に肯定的変化が見られた場合，必ず次のような質問をすること。「あなた方は皆さん，前回ここに来られた時よりも，もっとリラックスしていて健康そうに見えるのですが，いったい何がうまくいっているのでしょうか？」「あなた方ご家族が以前より仲良くやれていることを，どのように説明なさいますか？」「あ

> **臨床現場からのヒント**
> **"馬の口から"話を聞く**
>
> もし，ある家族があなたの施設の治療プログラムに戻って来たとしましょう。でも，あなたとその家族とが初対面の場合には，初回面接の前に彼らに関する記録を読むという誘惑に耐えてください。以前の治療記録は，あくまで前のセラピストとこの家族がセラピーで共に作り上げたことについての，そのセラピストの見解です。この家族には，あなたに話したい別のストーリーがあるかもしれません。家族と会う前に以前の治療記録を読んでしまうと，セラピストは前のセラピストの記述寄りに見方が偏ってしまいがちです。家族を違う視点で見る準備をし，自分たちの生活についての彼らの描写を，その良し悪しに関わらず受け入れる心構えでいてください。「昨年この施設に来られて以来，どんなことがご家族の中で違うでしょうか？」といった質問で面接を始めることもできるでしょう。

なたの親友は，あなたの生活のどんなところが前よりうまくいっていると言うと思いますか？」

セラピストが，クライエントや家族が悪化していることに気づく時には，状況が悪くなっていることは彼ら自身にも明らかである。このような問題に対処する効果的な方法の一つとして，次のような質問をすると良いだろう。「私はあなたが活気と自信に満ちあふれていらっしゃったのを覚えていますよ。あなたの中のそういった部分はどうしてしまったのでしょう？」「あなたが今自分の人生で何をすることがあなたにとっ

て良いことだと，＿＿＿＿さんは言うと思いますか？」もしクライエントやその家族が，前回の面接以降，事態がどれ程ひどかったかを執拗に話し続ける場合には，「どうやって何とか切り抜けてきたんですか？」「どうしてもっとひどい状況にならずにすんだのでしょう？」と尋ねるとよい。さらに，彼らの生活のどの側面が悪化して，どの側面がそれ程悪くないのか，週（月）のいつ頃が悪くていつ頃が少しましか，といった質問をすることも検討してほしい。

あらゆる肯定的成功について家族メンバーを称賛する

　多くのセラピストたちは，問題飲酒者本人だけを治療することを好み，家族と治療することを嫌がる。認知行動モデルの中には，家族メンバーと治療することは面倒なことで，治療プロトコルの妨害になるということを暗示するモデルさえ多くある（Hester & Miller, 1989）。我々は明らかに異なる見解を持っている。治療の成功は，セラピー・ルームの中でではなく，クライエントの実生活において証明されるべきである。あるホームレスのアルコール・薬物乱用者が，30日間の入院治療中の数え切れない失敗に対して，「病院の壁の中じゃなくて，道ばたで役に立たなきゃどうしようもないさ」と説明したとおりである。

　特定のケースでは，家族と共に治療することが必須であり，そうしなければ回復のための大変な努力も，すべて取るに足らないものになってしまうこともある。多くのプログラムは，知らず知らずのうちに家族を疎外し，問題飲酒者がしらふを保てないことで家族を責める。問題飲酒者自身も，自分がしらふを保てないことを家族のせいにすることがよくある。入院治療が非常に効果があったように見える例もたくさんあるが，クライエントは家に戻ったとたん，また飲み始めてしまう。家族のさらなる支援がなければ，回復への道は苦しい戦いとなる。この問題と取り組むために，我々はクライエントの良好な回復に対するどんな功績も，家族が力になろうとしてやっていることと常に結びつける。家族は皆，そうではないと証明されるまでは，良い意図を持っているという前提を置くべきである。ある家族メンバーの行動が，どんなに否定的，非難的，あるいは非生産的であっても，そのような疑わしい点を彼らに有利に解

釈し，家族を肯定的に見ること。家族たちは皆，クライエントにとって役に立つと信ずることをやっているのだということを，心に留めておいてほしい。このような信念を持つことで，セラピストが家族の側に立ち，これまで家族が考えつかなかったようなやり方で，彼らがクライエントの力になることを励ましたり，何か違うことをする必要があるということを彼らに示すことが，さらにやりやすくなる。セラピストがクライエントとその家族に与えることができる最も重要な贈り物は，希望である。この大切な贈り物を与えるためには，まずセラピストが彼らに対して希望を持たなくてはならない。

怒りの強さと頻度を減らす方法を探す

バーバラが初めて治療を受け始めた時，夫と子供たちはホッと息をついた。そこにたどり着くまでには長い時間がかかったからである。バーバラが約束を何度も破り，酔っぱらってとんでもない行動をとって家族をがっかりさせるたびに，たくさんの冷たい言葉や怒りの言葉が彼女に浴びせられてきた。バーバラが5年間の断酒の後で再び飲み始めた時，彼女の夫は激しく彼女にあたり，子供たちは彼女と口をきくことを拒否した。バーバラは幾晩となく，ろれつの回らない口で家族の愛と理解を哀願した。嫌悪と失望と怒りに満ちながら，家族は思い思いの方法で，彼女が愛される唯一の道は，まずしらふになることだと要求した。2回目にバーバラが自ら治療を受けた時でさえ，家族は彼女から距離をとり続けた。彼らはバーバラに怒り狂っており，それを彼女に感じて欲しかったのである。

クライエントの家族は，治療が終わってからもずっとクライエントの人生の一部であり続ける。クライエントは一生涯，家族からの継続的なサポート，勇気づけ，そして協力を必要とするだろう。次に挙げるのは，問題飲酒者に対する家族の怒りの強さと頻度を減らすために有益な指標である。

1. 現在の状況や飲酒問題によってもたらされた苦しみの歴史を考慮すれば，家族の人たちの怒りは正当で理にかなっており，正常であると見なすこと。

2. 怒りは，多くの可能性が無駄になっていることを目のあたりにする失望，痛み，挫折感の結果であるとリフレームすること。怒りは，問題飲酒者がもっとより良く生きる力に対する深い関心と信頼のサインである。
3. 怒りは愛情の裏返しである。もし家族の人たちが問題飲酒者のことを気にかけていなければ，彼らはわざわざ怒ることもないだろう。怒りを一生懸命さと見なし，その一生懸命さをもっと効果的に伝えられる方法を見つけられるように手助けすること。
4. 怒りを爆発させることが，彼らが望むような結果をもたらしたかどうかを家族の人たちに尋ねてみること。もし答えがイエスならば，それがどのように家族と問題飲酒者の双方にとって役に立ったのかを聞き出すこと。もしセラピストがその肯定的結果に同意するならば，問題飲酒者はこのような怒りの表現が継続されることを望んでいるのかどうか，そしてそれが役に立つにはどんなふうに継続される必要があるのかを尋ねること。もし答えがノーならば，家族が何か違うことをする時だと示唆すること。このようなアプローチがうまくいかない場合は，家族の一人一人と個別に会うことを求めること。そうすることで，望ましい結果をもたらすために何か違うことをする方法を探る，ゆとりとエネルギーが与えられる。
5. 怒りが家庭内で継続していて，その怒りは家族が望んでいるものをもたらしてはいないと彼らが判断した場合，彼らが怒りを表現することで何を得ようとしているのかを一人一人に尋ねること。よくある答えは，次のようなものである。「彼が私にどれだけの苦痛を与えているか，彼に分かって欲しいのよ！」 別の質問でさらに続けよう，「彼が分かったとします。そうしたら，あなたは彼にどんな違うことをして欲しいですか？」 一般的な答えは「彼に謝って欲しい！」である。質問を続けよう，「分かりました。彼が謝ったとします。するとそれが，どんなふうに役に立ちますか？」 さらに「あなたにとって，それでどんなことが違ってくるでしょうか？」 そして次のような質問で結ぶ。「あなたが（力

になろうとして）やろうと思っていることで，（問題飲酒者が）一番求めていることは何ですか？」家族が本当に求めていることに焦点を当てること。怒りを繰り返し爆発させることは，非生産的であるだけでなく，破壊的である。怒りのターゲットである問題飲酒者は防衛的になり，たいてい引きこもってしまうか，または反撃に出て攻撃的になり，怒りと相互に非難するサイクルをエスカレートさせることになる。

6．怒りを，家族が本当に望んでいる他の何かを意味するものとして見なすこと。家族がしているポジティヴなことに焦点を当て，怒りがいつもより少ない時に生じている好ましい相互作用を奨励すること。既にうまくいっていることを，ほんの少しでももっとするように家族を支援すること。

カップル用回復チェックリスト

カップル用回復チェックリストは，クライエントが責め合いから速やかに遠ざかるよう支援するための効果的なツールである（付録参照）。このチェックリストは，個人の回復チェックリストに似ているが，カップルが共に過ごしている生活の中で，健全な特徴を示す事柄を協同して査定するように促すものである。各々の項目が評価されたら，カップルは小さな改善が大きな違いをもたらすだろうと思える項目を協力して三つ選び出す。カップルは通常自分たちの関係における問題点である項目を見分けるものだが，これはこういった問題が解決されるだろうという希望が持てるようなやり方で行うものである。セラピストは，この作業をやり遂げるために活用された効果的な解決のスキルを指摘する機会を見逃さないようにすべきである。また，このチェックリストは，カップルが通常どうやって問題を解決するのか，何がうまくいき何がうまくいかないのか，そして既に存在している解決スキルを強化するための次のステップなどについて，面接を行うガイドとしても利用できる。

児童虐待が判明した場合どうすべきか

まず，児童保護機関によって法的に認定されるような児童虐待が，通

臨床現場からの質問

「性的虐待の疑いを感じた場合，どうしますか？」

あなたの疑いが正しいと示す，具体的で文書で証明できるような証拠がない限り，たとえそれが性的虐待であっても，児童虐待の疑惑を抱くことは良い考えではないと思います。セラピストの勘は，不適切に使われると不発に終わり，治療関係に害を及ぼす可能性があります。子供たちに対する虐待，特に性的虐待は，ほとんどの場合文書で証明することが困難です。証拠書類とは，もし虐待の申し立てが法廷で異議を唱えられた場合に，綿密な調査に対抗できるものでなければならない，ということを意味します。

疑惑を抱くよりも，あなたが自分の困惑を伝えることをお勧めします。例えば，クライエントの子供が何らかの形で虐待されているとあなたが確信するようなことをクライエントが話し，しかしあなたがそのことを追求すると，彼がそれを否定するような場合，次のように言うとよいでしょう。「あなたのお話を伺っていて，私はとても混乱しています。多分あなたなら，私の混乱を少し整理して下さるでしょう。あなたが義理の娘さんを触るのは不適切だと，ほとんどの人が思うでしょう。あなたがたった今話したようなやり方は，性的虐待と呼ばれる可能性がありますが，あなたはどう思われますか？」 このようなためらいがちな言葉使いは，クライエントがあなたに，そして自分自身に対して物事を明確にすることを促します。もしあなたの疑惑が継続するようであれば，あなたは適切な専門機関に報告を提出しなければならないことをクライエントに伝えるか，または個人的に専門機関にコンタクトを取り，クライエントの名前を出さずに状況を説明して，事態を明らかにするためにどんな手段を講じることができるかを尋ねるとよいでしょう。

報によって実証されるケースは比較的わずかである。現実には，両親や養育者は子供に対して虐待的というよりは放任的と見なされる場合が多く，実証されたケースの80パーセント以上が，あからさまな虐待ではなくネグレクトである（児童保護サービス，1996；Bruner，1995）。このことは，アメリカのほとんどすべての州が命じている通報の法的義務をめぐる問題について，ある展望を与える。さらに児童虐待の申し立てと，調査されたケース全体の20〜30パーセント程度である立証された児童虐待とは，まったく別のものであることも忘れてはならない。

性的虐待の申し立てがなされているケースでさえ，児童性的虐待を

(法的な見地から）立証することはとても困難である。児童性的虐待で告発されるケースのうち，すべての実証されたケースのうちのごくわずか，推定では3～6パーセントのみが実際に起訴され服役するに過ぎない（Bruner, 1995）。法に頼ることの難しさを理解するために，この現実を心に留めておいていただきたい。このようなケースの大多数が，法廷の場での問題としてではなく，治療の場での問題として扱われなければならないのである。

我々の仲間のブライアン・ケイドの次のような言葉(個人的対話から，1995）に同感である。「通報義務は治療的な行為ではないが，治療的に行うことはできる」 さらにもう一歩進んで言えば，事実，通報義務は必ずしもセラピストの治療上の配慮の妨げにはならないということである。以下のようなステップを提案したい。

1. 性的または身体的な虐待の問題にセラピストが気づいたら，そのことを適切な機関に通報することが義務づけられていることを，クライエントに落ち着いて伝えること。これは曲げられない事実であるといった声の調子と態度でこのことを伝えること。虐待の報告を受けて，セラピストが驚愕したりパニックに陥っているような振舞いをしないように。虐待が判明してから，既にどのような手段が取られたのか，どのような手段が助けになったのか，既に取られたこれらの手段からどのような結果をクライエントが期待しているのかといった質問をして，この話題についての話し合いを続けること。

2. すぐにこう尋ねよう。「児童相談所にはあなたが電話をしますか，それとも私たちが一緒にお手伝いしましょうか？」 セラピストの声のトーンや態度から，この話題に対するどのようなアンビバレンスもかいま見えることがないように。虐待の通報は，あたかも健康診断のための照会をしているかのように対処されるべきである。

3. どのようなことを通報するかだけではなく，どのようにして，いつ通報したら良いかについても話し合うこと。通報のどの部分を誰がするのか，そして通報がなされた後のフォローアップの手段

についても明確にしておく必要がある。通報では，クライエントが現在治療を受けていることを必ず述べること。子供の安全を保証するよう手段を講じること。
4．通報後，計画したフォローアップを行うことを忘れないようにすること。フォローアップは，セラピストがクライエントを見捨てるつもりはないというメッセージとなる。セラピストは，虐待を通報することは解決の一部であると信じ，この深刻な問題からもっと高い機能レベルに回復する方法があるということに楽観的であること。繰り返すが，クライエントの人生はもっと良くなるという信頼を持ち続けること。
5．常にクライエントの力になろうとする姿勢を持ち続け，クライエントが自分の人生やセラピストに求めているものを見失わないようにすること。

両親が問題飲酒者であっても，子供たちは健全な幼少期を過ごせる

　問題飲酒者の家庭で育った子供たちに関する世間一般の定説は，悲惨で暗いものである。この見解によると，子供たちは彼らのニーズがうまく満たされるような柔軟性を持つことが許されない，融通の利かない役割を担って育てられる。このような定説はセラピストが，これらの子供たちに対して「ヒーロー」「スケープゴート」「迷い子」「マスコット」といったレッテルを張ることを助長する。家族内でのこのような役割は，アルコール問題を抱える家庭生活を切り抜けていくには適合せず，これらの役割を担っている子供たちは，次世代の問題飲酒者になるリスクが高いと考えられている。このような見方は，セラピストに偏見を持たせ，家族の悪いところばかりに目を向けさせてしまうので、役には立たない。さらに，我々の実際の臨床経験とも一致しない。

　父親のたどった道を自らも歩み，問題飲酒者となった15歳のトムに，家族のスケープゴートだというレッテルを張ることはたやすいことだった。しかし，セラピストはトムと治療を進めるうちに，彼が弟との間に愛情深いサポーティヴな関係を築き上げてきたことを発見した。トムは，

自分が犯したのと同じ間違いを弟が犯さないように手助けしたかったのだと説明した。この若者は，母親にとっては多くの問題の元だったが，弟の幼少期に対してポジティヴな貢献をしていたのである。

フレッドは，生まれる前に父親が自殺し，彼の言葉を借りると「母親は僕に4人の継父を与えてくれたよ。そのうちの二人は僕を身体的に虐待し，一人は，酔っぱらって左耳が聞こえなくなるくらい僕を強く殴ったのさ」と言うことだった。別の継父は，彼の姉を性的に虐待した。フレッドは17歳で家を出て，軍隊に入隊するだけの分別を持ち備えていた。結局，彼は博士号を収得し，子供たちや孫たちと愛情豊かな関係を維持している。フレッドは，優しくて愛情深く，思慮深い男性となったのである。そして，フレッドがお酒を飲む時は，程々に飲んでいる。

トム，フレッドそして彼らのような何百人もの人々は，我々の熟練指導者であり，子供たちが健全な幼少期を送るために，どのように手助けしたらよいのかを教えてくれる。子供がアルコール問題を抱える親の元で成長したからといって，すべてが失われるわけではないということを，彼らは教えてくれた。これらの子供たちは，どのような行動が彼らにとって助けになるのかを示してくれた。つまり最も一般的なものとしては，親が時間，関心，方向性や庇護を子供たちに与えてくれることである。我々は，子供を持つクライエントが，子供の生活にポジティヴに貢献できることに焦点を当てる。クライエントが子供たちとの特別な遊びのために時間を割くことが，クライエント自身の回復に役立つという報告をよく聞く。子供が「お父さん，これ見て！」と親の関心を引こうと呼びかけた時，顔を上げて子供が達成したことを確認するのにほんの何分もかからないだろう。回復過程に入ったばかりのジムという父親は，「宿題をしなさい」とか「バットを短く持つようにしたら，もっと早く振れるようになるよ」というように，子供を導くことがすぐに上手になっていった。親が回復すると，子供たちはガードを緩め，「知らない人と話しちゃダメだよ」「道を渡るときは，左右を確認しなさい」といった保護的な言いつけを心待ちにするようになる。

クライエントの子供たちは，彼らが豊かな資源を持っていることも教えてくれた。彼らが理想的とは言えない状況に置かれている時でも，子

供たちはさまざまな方面からサポートを獲得している。自分たちのことを大げさにアピールすることもなく，自発的に子供にケアを提供してくれる家族メンバー，親切に心配してくれる教師，隣人，家族の友人といった存在を，家族と治療しているセラピストは認識しておいてほしい。

クライエントが子供の世話をすることに大きな困難を抱えていると報告した時には，家族のサクセス・ストーリーに基づいたクライエントの家族歴を聴取することで手助けすることができる。例えば，ある問題飲酒者との最近の面接でのことだが，アルコール問題をうまく克服しつつあるクライエントの兄と姉が，子供たちの世話の手伝いを喜んで引き受けてくれていることが分かった。

事例：この状況は望みがない！　と我々が考えてしまいそうになったケース

ジャニタはほとんど毎日，酔って気を失ってベッドで過ごし，家から出るのは数えきれないくらいの内科的問題の治療の時だけだった。彼女は，飲酒問題を解決しなければ医療的なケアの提供を拒否すると内科医に脅され，助けを求めざるをえなくなった。家族のことを尋ねると，彼女は四人の子供たちはみんな成績がAとBで，学校を一日も休んだことがないと答えた。これに驚いた我々は，子供たちはどうやってそのような成功を修めることができているのか，と不思議そうに伝えた。ジャニタは我々に同意し，彼女自身も子供たちがとても頑張っていることに驚いていて，彼らの業績を誇りに思っていると語った。子供たちの父親であるマーカスは，麻薬のディーラーではあったが，彼自身は薬物を使用していないということが分かった。そして彼は，子供たちが宿題をちゃんとやったか必ず確認する「責任ある」親であり，どの子供たちの教師との面談も，学校の特別なイベントもすべて出席していた。これは，アルコールを乱用したり麻薬を売買するような親に対する定型の見方には当てはまらなかった。

ジャニタが午前10時の初回面接にしらふで現われたことに，我々は驚いた。医師との予約がある時はいつも，予約の後までは必ずしらふでいるようにしているとジャニタは説明した。なるほど！　そこで，2回

目の予約は午前11時に設定され，3回目は12時，そして次は午後1時，という具合に進んだ。当然のことながら，ジャニタは毎回予約の後まではしらふでいた。彼女は，自立したいということや，社会保障制度から受けているお金の使い道について自分自身で決めたい，ということを話し始めた。やがて彼女は，買い物に行って自分の洋服を自分で選んだり，自分の母親やいつも彼女に指図をする横柄で乱暴なマーカスに立ち向かうことを学んだ。結局，彼女はマーカスのもとを去った。

これらすべての状況のまっただ中も，四人の子供たちは学校に行き，良い成績を修め続け，誰にとっても大変だったこの時期を乗り越える間，"機能不全"の兆候は見られなかった。

事例：カップルとのソリューション・フォーカスト・セラピーのデモンストレーション

インスーはあるワークショップで，回復の初期段階にあるカップルに対するソリューション・フォーカスト・セラピーのデモンストレーションとして，この臨床コンサルテーションを行った。ベティとデイブには，2歳から8歳の四人の小さな子供がいた。ベティがデイブに家を出て酒をやめるようにと強く迫ったので，彼は家を出てつい最近戻って来たばかりだった。デイブとベティの治療チームを構成しているセラピストたちがワークショップの参加者の中におり，リフレクティング・チームとしてインスーの手助けをした。

スケールを創りあげる

インスー：1から10のスケールで，10があなたたちがジムとこれまで会ってきたことが，自分たちにとってとても有意義で，これからはジムと会わなくてもやっていけると思える時としましょう。それが10ですね。1はあなたたちが最初にジムと会おうと決めた，事態が最悪だった時です。今の状況は1から10のどこでしょうか？

ベティ：3。

インスー：（デイブに向かって）あなたはどうですか？ あなたはいくつだと思いますか？

デイブ：6。
インスー：分かりました。
デイブ：以前の自分に較べて，だけどね。
インスー：そうですね。私が言っているのはそういう意味です。（ベティに向かって）あなたは家庭生活全般についておっしゃっているのですか，それともご自分自身のことですか？　3というのは家族みんなにとって，それともあなたにとって？
ベティ：分かりません。おそらく私自身にとってだと思うわ。
インスー：あなた自身にとって，ですね。（デイブに向かって）あなたも，あなた自身についてと思っていいですか？
デイブ：そうだね。
インスー：1から10のスケールで，家庭生活全体についてはどうでしょうかと私がお尋ねしたら，今の状況はどこだと思いますか？
デイブ：5くらいかな。
インスー：（ベティに向かって）あなたはどうですか？
ベティ：5くらいね。
インスー：ということは，家庭については，全体的にお二人はほぼ一致していらっしゃるんですね。（デイブに向かって）半分以上のところに来ているように聞こえますが……あなたにとっては。
デイブ：そうだよ。
インスー：（ベティに向かって）あなたも半分くらいまで来ていると感じていらっしゃるんですね？
ベティ：ええ。
デイブ：俺はすごく落ち込んでたんだ。ウオッカや他のも飲んでた。それからかなりスローダウンして，その頃はしばらく完全にやめてたんだよ。何度かぶり返したけど。
インスー：どれくらい完全にやめていたんですか？
デイブ：9週間くらいかな。

　インスーは「何度かのぶり返し」ではなく「完全にやめてた」ことに焦点を当てることにした。それぞれのぶり返しが，どうやって切り離さ

れているかに注意してほしい。このような細かい点が，夫婦や家族関係におけるクライエントの投資を引き出すと同時に，アルコール使用についてのクライエントのコントロール感を強調することになる。

インスー：すごいですね。
デイブ：そう。ここ数週間の間に2～3回小さいぶり返しはあったけど，これまでのようなぶり返しとは似ても似つかないよ。
インスー：まぁ，そうなんですか？　ここ最近のぶり返しは，これまでのぶり返しとは違っているということですか？
デイブ：そうさ。
インスー：すごいですね。
デイブ：俺は4カ月くらい家族と離ればなれで，戻ったばっかりなんだ。
インスー：戻ったばかりなんですね？　いつですか？
デイブ：2週間くらい前かな。
インスー：（ベティに向かって）そうなんですか？
ベティ：ええ。
インスー：ということは，デイブが改善したサインにきっと気がつかれたでしょうね？
ベティ：そうね。彼は30日間留置所に入ってて，当然だけど，そこじゃ，ぶり返しようがなかったのよ。もちろんその時はうまくいってたわ。彼はしらふだった。クリーンだったもの。彼はこれからはもう飲まないって，私に約束したのよ，だけど家に戻ってくるなり，2～3回ぶり返しがあったわ。
インスー：つまり，彼が戻ってきて数週間になると言いましたね？
ベティ：そうよ。
インスー：そしてその間に，2～3回のぶり返しがあった？
ベティ：ええ。
インスー：あなたは，これらのぶり返しは，これまでに比べたら小さいものだと言うデイブに賛成ですか？
ベティ：小さいぶり返しだけど，それがもっと大きなものに繋がる気が

するのよ。
インスー：分かりますよ。この小さなぶり返しが，大きなぶり返しに繋がるんじゃないかと，あなたは心配していらっしゃるんですね。
ベティ：そうなの。1杯が2杯に，2杯が4杯にね。
インスー：（デイブに向かって）あなたは，このぶり返しは小さいものだとかなり確信していらっしゃるようですね。
デイブ：これまでのに比べたらね。

解決を見つける

インスー：どうやって，大きいぶり返しではなく，小さいぶり返しですませることができているんですか？
デイブ：俺は家族と一緒に暮らしていけるように，家族の元に戻れるように努力してたんだ。あれだけの期間，家族と離れているのはすごく辛かったからね。
インスー：どれくらいの間，離れていたのですか？
ベティ：4カ月よ。
インスー：そうですか，4カ月。その4カ月は，あなたにとって辛かったと？
デイブ：とても辛かった。家族と離れていた時，状況は良くなるどころか，かえって悪くなったよ。
インスー：つまり，あなたはご家族と一緒にいる時の方が，よりうまくやれるのですね？
デイブ：前は違ったけど，でも願わくばこれからはそうしたいと思うよ。以前は，2～3日家を出て行ったりしてたんだ。あの頃は，家庭生活はそんなに素晴らしいものじゃなかったからね，でも俺は，それを改善しようとしてるんだ。
インスー：そのことに戻りたいのですが。ベティ，あなたはご自分が3まで進んでいることをどのように説明なさいますか？
ベティ：家庭生活に関して？
インスー：あなたに関してです。家庭生活については5くらいでした。
ベティ：私の中に，多くの疑念や不安があるからだと思うわ。

インスー：何について？
ベティ：生活全般についてです。アルコールやドラッグのない生活について。
インスー：にもかかわらず，あなたは3まで進んでこられたんですよね。どうやってそんなことが起きたんですか？
ベティ：ほんのちょっと進歩を見たからよ。
インスー：デイブの中にですか？
ベティ：そう。

関係性の質問

インスー：そうなんですか？　彼女は，あなたにいくつかの進歩を見つけたんですね。
デイブ：そう思うよ。俺は，コミュニケーションが少しましに取れるようになったからね。以前は心を閉ざして，話をしたくなかったんだ。今は，前より彼女と話をするのがちょっとは好きだし。
インスー：そうなんですか？　コミュニケーションをほんの少しましに取れるようになったのですね？
ベティ：（間がある）そうね。（笑い）
インスー：そうですか？　まだ道のりがありますか？
ベティ：長い道のりがあるわ。
インスー：分かりました。（デイブに向かって）ベティがしたどんなことが，あなたがほんの少しなりとも，彼女とましにコミュニケーションが取れるための助けになったんでしょう？　あなたの力になるために，どんなことを彼女がしたのでしょう？

　質問をこのように言い換えることで，ベティがコミュニケーションの改善を手助けするために何かしたということを確証することになる。ベティが，デイブにはまだ長い道のりがあると感じていることは明らかである。しかし，「ほんの少しは」前よりもましだということに彼女は同意しているので，ベティの功績を認めることが，彼女が努力を続けるための動機づけを保つのに役に立つだろう。ベティが彼を家から出て行か

せたことについて，そしてデイブが彼女の功績をどんなふうに認めているかに注意してほしい。それぞれのパートナーが，カップルとして，また一個人として，どのように自分たちの人生を体験しているのか，各々の見方をセラピストが支持し承認することが重要である！

デイブ：家を出ることで俺は，物事をうまくいかせたいから，もっとコミュニケーションを取ろうという気持ちになったんだ。

インスー：つまり出ることが役に立ったのですね？

デイブ：あぁ。そのことで俺はとても傷ついたし，彼女に自分の気持ちを伝えたいと思ったんだ。

インスー：（ベティに向かって）そうなの？

ベティ：そうだと思うわ。私にとっては，サイクルみたいなものなのよ。私と離れたから，彼はもっとコミュニケーションを取りたくなったみたいな。彼は，物事をうまくいかせたかったのよ。その頃，彼は留置所にいたし，他にもいろいろとね。でも彼は，私たち家族の元に戻ってきたら，コミュニケーションが減ったように思えたわ。彼が家にいない時の方が，私たちはうまくいってるように時々感じるのよ。

インスー：つまりあなたには，将来について慎重になる，もっともな理由がおありなんですね？

ベティ：えぇ。

インスー：このようなサイクルが何度もあったから？

ベティ：そのとおりよ。

インスー：では，「もしかしたら，今回は違うかもしれない」とあなたが言えるためには，デイブのどんなことにあなたが気づく必要がありますか？

ベティ：私としては，デイブが完全にお酒をやめることが必要だわ。

インスー：完全に。

ベティ：完全に。一口も，ビール一本もなし，何もなし。過去8年半の間，一杯では絶対に止まらないことを見てきたから，私にとっては，これからはもう一口も一本も容認できないわ。そして，もっとコミ

ュニケーションを取ること！

インスー：つまり，もうお酒はなし，そしてあなたともっとコミュニケーションを取ること。他には？

ベティ：私の気持ちや求めていることにもっと関心を向けることね。私が「話がしたい」と言っても，「やれやれ，明日話そう」 それで次の日，私が「話せる？」と言うと，「その話はもうやめよう」なんだから。何かが引っかかっている時は，彼に私の話を聞いて欲しいし，関心を向けて欲しいのよ。

インスー：では，それらのことが少しは良くなった，ということですね？ 3まで進んで？

ベティ：ほんの少しね。

インスー：ほんの少し。大体3くらい。では，どのようなことが4に押し上げるでしょう？ 3.5とか？

ベティ：今日，現時点では，まったく信用してないわ。信用がまったくないのよ。こんなことは言いたくないし，心が痛むけど，でも，私が彼を信用する唯一の道で，何とか4まで上げる方法は，彼がアルコール依存症のための薬を飲むことだわ。

インスー：アンタビューズのようなもの，という意味ですか？

ベティ：ええ。

インスー：それがあなたの彼に対する信用を高める？

ベティ：ええ。

インスー：つまり，それが3.5か4に上げることになるだろうと？

ベティ：おそらく5くらいにね。

インスー：5くらいですか。分かりました。（デイブに向かって）どう思われますか？

デイブ：賛成だよ。

インスー：賛成なのですね？

デイブ：あぁ。俺はもう20年くらい飲み続けてきたんだ。俺が付き合ってる連中も，一緒に働いている奴らも，みんな酒を飲むから，酒から遠ざかっているのは難しいんだよ。仲間からのプレッシャーが強いんだろうな。俺に対する仲間からのプレッシャーは全部，家族

　　　　から受けるべきものだろうね。
ベティ：彼は友達とじゃなくて，自分の家族と一緒にいるべきなのよ。
インスー：彼女に賛成のように聞こえますが？
デイブ：それはちょうど，この数日二人で話し合ってきたことなんだ。俺が家族と一緒にいさえすれば，事態はずい分ましになるだろうな。
インスー：ではそうなるために，あなたは何をする必要があるのでしょう？
デイブ：友達をあきらめることだな。
インスー：えっ，それは簡単なことではないでしょう。
デイブ：もしも家族をまた失ったら，かなり辛いことになると思うから。
インスー：でも，どうやってそうするんですか？　友達を全員あきらめるのは，簡単なことではないでしょう。
デイブ：そうだろうね。でも，家にいるように努力するだけだよ。家族が俺の友達になるだろうよ。

「～としたら」と尋ねる

インスー：あなたたちが一緒に暮らし始めてからの，ここ2～3週間の状態が続いていくとしたら，それはどんな感じになるでしょうか？　例えば10カ月間くらい続いたとしたら？
ベティ：この2週間の状態が，ですか？
インスー：そうです。
ベティ：私はこの2週間の状態を好ましく思っていないわ。
インスー：好ましく思っていない？
ベティ：ええ。
インスー：では，この2週間の状態の何が良くて，何が良くなかったのですか？
ベティ：彼は私に空約束をしたのよ。「俺はもう酒は飲まないよ。あの連中とも，これ以上付き合わないつもりだ。これからは家族でいろいろなことをしよう」なんて空約束をね。彼が戻ってきてから2～3回のぶり返しがあった時みたいに，私の希望は吹き飛んだわ。それに，彼の私に対する態度といったら。彼は，私たちと一緒にいる

のが嫌いなんじゃないかしら。彼が怒っているみたいに私には思えるし。子供たちの目の前で，口喧嘩したりして。そんなことは必要ないことなのよ。4カ月前に私が離れていったのは，これが原因なのよ。度重なる喧嘩がね。彼は何日間も家に帰って来なかったり。当然，彼がそんなことをしてると，私は子供たちにあたるし。他に誰もいないから，子供たちに自分の怒りをぶつけてたのよ。私たちは同じサイクルに戻っているような気がする，でも，子供たちを同じ目に遭わせるつもりはないわ……ほとんど9年間も，このサイクルの中にいたのよ。同じようなことを，これからまた9年間するつもりはないわ。

インスー：当然です。（デイブに向かって）つまり，あなたには難しい課題があるようですね？

デイブ：あぁ。

インスー：今回はいつもと違うということを，ベティに納得させるという課題が。

デイブ：4人のチビたちを抱えて，この2週間はすごいストレスだったんだ。

ベティ：でも3カ月経ったって，私たちには4人の子供がいるのよ。4人の子供がいたから，この2週間がストレスだったのかどうか……私たちにはこれからも彼らがいるのよ。

デイブ：（笑い）よく分からないよ。とにかく俺が努力をしなければならないことだよ。

インスー：あなたはどうやってベティを納得させるか，何か考えがある？

デイブ：あぁ。

インスー：考えがあるんですね？

デイブ：アンタビューズを飲むよ。

インスー：アンタビューズを服用しようと？

デイブ：そうだよ。

インスー：ということは，あなたはベティに賛成なのですね。それが，あなたがやろうと思ってる最初のステップなんですね。他には？

デイブ：家族と一緒に家にいて，もっと一緒に何かをすることさ。

インスー：自信をお持ちのようですね。
デイブ：あるよ。
インスー：そうですか。それをできるという自信があるんですね。家にいて，古い友人たちからそれとなく離れていく。
デイブ：そのとおり。過去にもそう言ったことがあるけど，前よりも今度はもう少し自信があるんだ。
インスー：そうなの？ 今度はどんなことが変わったんですか？
デイブ：今は，自分が一人になったらどんな感じかが分かったのさ。友達と外で飲んでるより，家族と一緒にいる方がはるかにもっと楽しいんだ。一人きりだと，すごく孤独なんだ。
インスー：（ベティに向かって）彼が言ったことをどう思いますか？
ベティ：今は「この目で見たら信じましょう」といったところ。だって彼は，4日間家を空けて，戻って来てドアから入ってくるなり，「ハイ！ もう二度としないよ。約束する」それから1週間したら，「もう二度としない，約束する」なんだから。長い間こんなことを続けさせてきたのは，私の責任だわ。私が「今度同じことがあったら，おしまいにしましょう」と言い続けて，同じことがまた起こったら「いいわ，この次で最後よ」といった感じだったから。
インスー：では，今回はどんなことが違うのですか？
ベティ：今回，何かがいつもと違うとは思ってないわ。
インスー：デイブに関して。
ベティ：そうよ。彼は家族と一緒にいるようにするとか，いろいろ言うのよ。前も同じようなことを言ってたけど，結局何もしなかったわ。もし彼がアンタビューズを服用して，それを飲み続けてAAミーティングに行ったら，そうしたら私は安心するでしょうけど。
インスー：そうすると，こういうことですか？ 彼がアンタビューズを服用して，AAミーティングに行ったら，それがあなたを安心させる？
ベティ：そうですね。
インスー：彼は以前そうしたことがある？ アンタビューズを服用したことが？

ベティ：いつも彼にはそれができない言い訳があったのよ。AAミーティングには，数回行ったことがあるけど。行かなければならなかったからかどうかは知らないけど。

デイブ：それは俺の治療プログラムの一つだからね。AAミーティングは，かなり役に立ってるよ。1週間ほど行ってないけど。以前はまったく気が乗らなかったけどさ。

インスー：AAに行くのは，あなたにとって役に立つとおっしゃいましたね。

デイブ：とても役に立つよ。

インスー：どのようなところが？

　AAに行くことが役に立つという事実を自動的に受け入れるのではなく，AAに行くことがデイブにとってどのように役に立つのかをインスーは知りたがっている。このような質問は，AAに行くことのクライエントにとっての個人的な意義を描写させ，さらに同じような意義を達成するための他の可能性を開くことになる。また，面接が進むにつれて，インスーがどのようにしてカップルの間に一致と同意を構築し，彼らの間で衝突してきた正反対の視点から共通の見方を創り出していったかにも注意してほしい。

デイブ：いろいろな人生を経てきた俺と同じような人たちと話すというだけでも，役に立つよ。彼らは，隅っこに座り込んでる，ただの大勢の酔っぱらいじゃないんだ。たくさんの支援の手を差し伸べてる，さまざまな年齢のプロフェッショナルなんだ。もう何年も酒をやめてる人たちなんだよ。その頃，俺はこれっぽっちも飲みたいと思わなかったし，さっきも言ったけど，労働釈放プログラムにいたから，もちろん飲まなかったさ。それから，俺はまた昔の仲間と付き合うようになって，2～3回は飲んだけどさ。俺にとっては，それほど悪いことでも重大なことでもなかったんだ。彼女にとっては，一杯の酒は十分に悪いことなんだろうけど。でもそれは，昔に比べたら，そう悪くはないさ。俺はAAミーティングに行く習慣を取り戻さな

くちゃいけないな。毎晩行きたいんだけど，彼女は夜仕事が入っている時があるからな。

インスー：つまり，あなたが子供たちの面倒を見なくてはいけないということ？

デイブ：あぁ，そうだよ。

例外を探す

　次の会話が示すように，今回のぶり返しのどんなことが違うのかを探索することで，コントロールする力が明らかになっていく。

インスー：いくつか興味があるのですが。あなたは，今回のぶり返しは過去のものより小さかったとおっしゃいましたよね。今回が他の時と比べて小さなぶり返しですんだのは，あなたがどうやって対処したからなんでしょう？

ベティ：2晩とか3晩じゃなくて，1晩だったからさ。

インスー：なぜたった1晩だったのですか？

デイブ：とにかく前のサイクルに戻りたくないんだよ。俺は外出して，何人かの友達とちょっとビールを飲んだよ。それくらいは何でもない。でも他のドラッグには手を出さなかったんだ。いつもだったら，コカインみたいなヤクをやって，それで3日ほど俺が行方をくらませるってことになるんだ。

インスー：つまり，今回は何のドラッグもやらず，アルコールだけだった？

デイブ：そうだよ。

インスー：そしてそれは，あなたにとっての変化なんですね？

デイブ：そうさ。

インスー：すごいですね。つまり今回は，ドラッグは何もしないと決めたのですね。

デイブ：今までも，やるつもりはなかったんだよ。

インスー：そうなの？

デイブ：あぁ。経済的にも気分的にも家族の安定という意味でも，ヤク

はすごく高くつくからな。

インスー：（ベティに向かって）あなたは確信を持っていますか？　デイブがコカインをやりたくはない，ということに？

ベティ：いいえ。

インスー：あなたは確信が持てないのですね。あなたはそれを知っていましたか？　彼が今回はドラッグに手を出したくないと思っていたことを？

ベティ：聞いたことはあるわ。

インスー：前に聞いたことがある？

ベティ：えっと，私は彼をサポートしたいし，信用したいのよ。そうしたいわ。でも前に言ったように，信頼が持てないのよ。まったく信頼が持てないの。でも，もし彼がアンタビューズを服用して飲酒もしなければ，コカインもしないことは分かってるわ。

インスー：（デイブに向かって）他にも私には興味があって，知りたいことがいくつかあるんですが。留置所にいた間，どうして30日間も，お酒も他のドラッグにも手を出さなかったのですか？

デイブ：抜き打ちテストがあったから，それが大きな理由さ。それと，ただ友達と一緒じゃなかったからかな。留置所ではすごく孤独だったし，労働釈放プログラムで，ここから出て家族と一緒にいたいと自分が望んでいることに気づいたんだ。だから，酒やドラッグに手を出さないでいることが，俺がやるべきことだったんだ。

インスー：それであなたは，それをやり遂げることができたのですね。

デイブ：そうだよ。20年間飲んできて，ぶり返しがもうないことを望みつつ，またあるだろうとも思うんだ。簡単なことじゃないさ。特に，俺が付き合っている連中とじゃね。

インスー：それは，あなたがご自分の付き合っている人たちが障害だと考えているように聞こえますが。

デイブ：俺も奴らのうちの一人だけどね。

インスー：（ベティに向かって）あなたも賛成ですか？　付き合っている人たちの方が，彼にとって自分自身よりももっと障害になっていますか？

ベティ：デイブは仲間からの強いプレッシャーに負けるのよ。彼は後ろからついて行くタイプの人間なの。「いや，俺はもうしないよ」と仲間に言うことを，彼が怖がっているのかどうかは知らないけど。

解決を構築する

インスー：ともかく，あなたは何とか飲酒をたった1日で済ませたのですね？

デイブ：そうだよ。

インスー：そういうことは，きっと誰かにノーとおっしゃったんでしょうね。

デイブ：あぁ。

インスー：どうやって？

デイブ：コカインだったからさ。コカインがいつも3日間にしてしまうんだ。

インスー：そう，あなたはご自分についてよく分かっていらっしゃるんですね。

デイブ：そうさ。

インスー：で，どうやってあなたはコカインにノーと言うことができたのですか？ その時もきっと，プレッシャーはあったでしょうに。

デイブ：あぁ。今は，コカインをしないっていう気持ちが強いからだけだよ。俺の一番の敵が分かったのさ。

インスー：コカインについては，より確信をお持ちなんですね？

デイブ：そうなんだ。もしコカインをやめさせてくれる薬があるなら，俺はそれも飲むよ。

インスー：つまり，アンタビューズを服用することは，あなたがコカインに対してノーと言うことにも役立つと考えていらっしゃるんですね？

デイブ：俺がコカインをやるのは，酒を飲んだ時だけなんだ。いったん飲み始めたら2～3本ビールを飲んで，それがコカインにつながるのさ。

インスー：では，アルコールがコカインへの道だと？

デイブ：俺にとってはね。当然だけど，飲んでなければ，もう少しまともに考えられるんだ。

インスー：そうすれば，物事に対してちゃんと考えることができるんですね。あなたはご自分自身について，いろいろな事を整理されたんですね。

デイブ：そうだね。

インスー：（ベティに向かって）あなたはこのことをご存知でしたか？

ベティ：えぇ。

インスー：知っていた？　アルコールがコカインにイエスと言わせてしまうということを。なるほど。では，あなたはデイブの言うことに賛成ですか，つまり，彼がまずアルコールに対してノーと言えば，確率的に──

ベティ：そうです。賛成です。

インスー：そして彼がコカインをすると，彼が家を空けている日数が増えて長くなるのですね。

ベティ：そのとおりよ。

インスー：では，あなた方はお二人ともこのことについて，つまり何が起きるのかということについて，とてもよく分かっておられるようですね。

デイブ：あぁ。体験してきたからね。

ベティ：分かりすぎるくらいだわ。

インスー：そしてあなた方は，それに対して何をする必要があるかということについても，お考えをお持ちなんですね？

デイブ：そうだよ。

スケールを創る

インスー：今回はうまくやれるという自信はどれくらいですか？　スケールの1から10で？

デイブ：今は7くらいかな。2週間前は9だったけど，今は7くらいに下がった。

インスー：（ベティに向かって）あなたはどうですか？　今回彼がちゃ

んとやれるということに対しての，あなたの自信はどれくらいですか？

ベティ：分かりません。今はまったく自信がないわ。私がまったく信用していないということを分かってください。彼を信用したい，信じたい，彼をサポートしたいのよ。そうしたいのに，彼は私がそうできる理由を与えてくれないのよ。

インスー：では，あなたは1くらいだと？

ベティ：分からないわ。でも彼はやれると思うから，4かしら。

インスー：彼はやれると思うのですね。

ベティ：やれると思うわ。彼がそうしたいかどうかは分からないけど。

インスー：彼は30日間やりましたよ。

ベティ：そうですね。おまけに彼は，いつもよりはるかに優しい人だったわ。

インスー：つまりあなたは，彼がどんな人になり得るかをかいま見たんですね。

ベティ：そうね。

インスー：それが，あなたがデイブと一緒に頑張り続けている理由ですか？

ベティ：ええ。

インスー：あなたは思い描いていらっしゃる。彼がどんな人になり得るかが，見え隠れしているのですね。（デイブに向かって）さて，あなたはどうやったらそうなれるか分かっていらっしゃる？

デイブ：それを分かろうと努力してるよ。

インスー：どんなふうにしたら良いか，あなたにはもうお分かりのようですが。ベティに，あなたはやれるということを示したのですから。

デイブ：そうだね。あの時の俺は，イライラもはるかに少なかったな。自分の気持ちをもっとうまく表現してたと思うよ。ちょうど立場が逆になったような感じだったな。彼女の方がはるかにコミュニケーションを取りにくくなってて，でも俺は話がしたくて，黙ってられないくらいだったんだ。

ベティ：私にとっては驚きだったわ。彼はいっつも話をしたがったけど，

私の方が「向こうに行ってちょうだい」という感じだったもの。私はとても高い壁を作ってたわ。

インスー：その壁はまだありますか？

ベティ：少しずつ低くなってきてたけど，彼がそこで2～3度下手なまねをしたから。

インスー：それでも，あなたの自信は4まである？

ベティ：そうですね。

インスー：それはすごいですね。（デイブに向かって）彼女があなたとの間で体験してきたのと同じ経験をしてきた人たちと比べたら，すごく高いですね。

デイブ：そうだね。

インスー：あなたの自信は7くらいとおっしゃいましたね。あなたにその自信を与えているのは，どんなことからですか？

デイブ：もし今回なくしてしまったら，つまり家族をなくしたら，それは永遠ということになるだろうな。ここ4カ月のような状況に戻りたくないんだ。俺のアパートはまだそのままにしてあって，賃貸契約をしてるんだ。俺にとっては，まさにとんでもない場所だよ。そこに行くとイヤな気持ちになるんだ。本当にひとりぼっちの場所だし。あそこにはたくさん悪い思い出があるんだ。

インスー：アパートに？

デイブ：そうさ。

インスー：では，それはもうイヤなんですね？

デイブ：イヤだよ。おそらく6週間くらい子供たちと会わずに過ごした時期があったかな。あれはとても辛かった。

インスー：あなたがそのアパートにいるのがどれほど苦しかったか，そして子供たちに会えないことがどれほど大変だったかを覚えている時が，あなたがうまくやっている時のようですね。

デイブ：そう思いたいね。その方が，俺の意欲をはるかにそそるな。

インスー：では，それを覚えておくために，何をしなくてはいけないのでしょう？

デイブ：いつも覚えてはいるんだよ。ただ，時折それをブロックしてし

まうような事態があるんだ。さっき言ったように，例えば仲間と一緒にいると，俺が付き合っている特定の人たちだけど，奴らが始めると……俺の心はあっという間に違うものに切り替わってしまうんだ。今の段階では，俺が完全にやめるまでは，遠ざかっている必要が確かにあるだろうな。酒を飲んだり他のことも，もうしなくなるまで。

インスー：そのことをあなたが思い出す手助けになるように，ベティや子供たちにできることは何でしょう？ あなたがそれを覚えているための助けになるのは，彼らがどんなことをすることでしょうか？

デイブ：彼らにできることは何もないよ。今となっては，これは俺にしかできないことなんだ。彼らはできるだけのことをしてきてくれたよ。ただ彼女に，もうちょっと信用して欲しいな。それが助けになるだろうな。ほんのもうちょっとのサポートをね。でも，彼女はそれを長年やってきたと思うよ……そして今もね，彼女が俺にそうしてくれてた時に，もっとうまく活用するべきだったんだ。

「どんなことが助けになりますか？」と尋ねる

インスー：彼女がもっとサポーティヴで，あなたを勇気づけてくれたとします。それはあなたにとってどんな違いをもたらすでしょう？

デイブ：それはすごく違ってくるだろうな。

インスー：どんなふうに？

デイブ：もし彼女が酒を飲まなかったら，それが彼女がはるかにもっとサポーティヴだってことになると思うよ。俺の周りでは飲まないけど，でも彼女は酒を飲むから。

インスー：つまり，彼女がお酒を飲まないことが助けになると？

デイブ：そうさ。俺は彼女が酒を飲むのは好きじゃないんだ。彼女は飲んでも，以前の俺みたいになるわけじゃまったくないけど。

インスー：では，彼女がお酒を飲まないことで，どんなことが違ってくるのですか？

デイブ：それほど大きなことじゃないかもしれないけど，目立たないような，ちょっとした違いはあるだろうな。

インスー：ちょっとした違い？

デイブ：そう。俺の周りでは飲まないで欲しいし，もし彼女がまったく酒を飲まなかったら，ちょっと違うと思うんだ。彼女が酒を飲むことは，俺の飲酒には全然影響しないけど。ただ俺は，あともう少し「あなたを信じてるわ」というようなサポートが欲しいだけなんだ。でも前にも言ったように，彼女は過去ずっとそうしてきたのに，俺は彼女を失望させてきたからね。都合が良すぎるんだろうな。

インスー：つまり，彼女がそのように言ってくれることが，あなたにとって助けになるのですね？

デイブ：あぁ。

インスー：そうすると，どんなことが違ってくるんですか？

デイブ：俺が，もう少し自分自身を信じる助けになるだろうな。

インスー：なるほど。では，あなたはもっと自分自身を信じる必要がある？

デイブ：そうだね。AAミーティングに行って，そこの人たちが俺にたくさんサポートを差し伸べてくれる時みたいな感じ。あれは，俺が自分自身をもっとたくさん信じる助けにすごくなってるんだ。

インスー：つまり，あなたはAAからそのようなサポートを受けていらっしゃるんですね。それをベティから受けることは，もっと大きな違いをもたらすだろうとおっしゃっているのですか？

デイブ：そのとおりだね。

インスー：では，そのようなサポートを彼女から得るには，あなたは何をしなければならないのでしょうか？

デイブ：彼女が俺を信じても良いということを，彼女に示さなくちゃ。彼女に証明しないと。

インスー：彼女に証明しなければならないんですね。そのためには何をすべきだと？

デイブ：いつも家にいて，外に出かけて酒を飲んだりとかするつもりはない，ということを証明するのみだろうな。もう少し時間をかけないと。

インスー：もっとたくさんあなたに質問したいのですが，時間がなくな

ってきているようです。（ベティに向かって）この時点でデイブか私に質問はありますか？ お互いに対して質問はありますか？
ベティ：いいえ。
インスー：分かりました。ここでステージから降りていただきましょう。席が用意してありますので。

チームの反応とコンプリメント

インスー：チームの方たちは，前に出てきてくださいますか？ 簡単に自己紹介してください。
ジム：私はジムです。ヒルソン郡健康局の薬物依存カウンセリング・プログラムに勤務しています。
テリー：私はテリー，同じプログラムのクリニカル・スーパーバイザーです。
チャーリー：私はチャーリーです。私は開業しています。
インスー：あなたたちが，この家族のセラピストのようですね。
ジム：私は主にデイブと面接をしてきました。
テリー：彼らの家族面接はまだしていません。このデモンストレーションが済むまで待っていたのです。これから，私が家族面接を行っていく予定です。もし彼らがフォローアップを希望し，それが役に立つだろうと思うなら，我々がフォローアップをしていく予定です。
インスー：それで，あなた方の反応は？ どのように思いましたか？ 彼らのどんなところが印象に残りましたか？
テリー：彼らが，こんなに早くここに来たことに感心しました。ベティは，昨夜働いていたはずです。彼らが家族でいるために努力をいとわないということは，実にすばらしいことです。彼らが解決に向かって進み始めるために，日曜日の朝に，このような大勢の人の前に出てくるほど，家族であることは彼らにとって大事なことなのですね。
インスー：そうですね。それは確かに疑いようがありません。
チャーリー：私もそのことに感銘を受けましたし，このような良い時期，悪い時期を乗り越えてきた，この家族の生き残る力に感動しました。

デイブは，自分が何をする必要があるのか，そして家族と友人との狭間で何が問題なのかについてとてもはっきりしています。素晴らしいことですが，彼は本当に家族に心を向けているようですし，家族もまた彼に気持ちを向けていますから，彼がそうなるのも納得がいきます。それとベティについては，彼女の率直さ，自分の中の疑いを表現したり，何が彼女にとって違うだろうかということについて，とても具体的にする能力には，本当に感心しました。

インスー：彼女は，飲むことと飲まないことの違いについて，とても明確だったようですね。

ジム：私は，彼らが一緒にい続けること，そしてそれぞれの解決に到達することへの全体的な関与にとても感動しました。デイブとベティの二人には，家族に対する強い想いがあると思います。彼らがここにいること，そしてステージに上がり，集まっている人々の前でこのデモンストレーションをする勇気に感銘を受けました。私は大きな希望を感じています。

インスー：彼らは長い年月の間に，多くの浮き沈みを経験してきましたが，ベティはそれでもなお，デイブはやれるという考えを持っているようです。

チャーリー：そうですね。

インスー：彼女のすべての経験が見込みがないということを示しているにもかかわらず，彼女は踏みとどまっています。

チャーリー：4とは。高いですよね。

インスー：そうなんです。すごい，驚きです。

テリー：私が書き留めておいたことの一つですが，彼らが家族として新たにしっかりとした基盤を築くのに時間をかけているという賢明さに，とても感心しました。それは，そこに踏みとどまるということと，時間をかけてゆっくり物事を進めるという，賢明なコンビネーションです。

インスー：2のところにいる，ということですね。彼女は希望が高まると，失望させられると言っています。

チャーリー：安全要素みたいなものですね。

インスー：ですから，今の段階で彼女が信用していないと言うのは，すごく納得のいくことです。これはデイブにとっても，役に立つことかもしれません。彼の言うとおり，彼は今回は違うという自分自身を証明する必要があります。

チャーリー：違いの一つは，デイブがアンタビューズを服用するということのようですね。

インスー：そう，彼が自ら進んでアンタビューズを服用するという意向を示しています。

チャーリー：それも保険証券みたいに私には思えます。

テリー：それは，二人に違いをもたらします。

インスー：飲酒が彼を薬物へと，そして3日間，4日間家を空けることへと進ませることを彼は分かっているようですね。彼は自分が何をすべきかについて，とても明確です。これは良いポイントですね。

テリー：アンタビューズを服用してもいないし，留置所に入っていたわけでもないのに，あの9週間の間デイブがやっていたいつもと違うことが何なのか，私には興味があります。あのような変化をもたらすために，彼がどんな違うことをしていたのか，実に興味があります。デイブは，ぶり返しが以前とは違ったと何度か言っていましたが，彼はどうやって踏み留まったのでしょうか？ 彼はアルコールが薬物使用に繋がるということと，酒を飲むことがぶり返しなんだと言っていましたが，（あの時は）薬物使用には繋がりませんでした。何がいつもと違っていたのか，実に興味があります。

インスー：それは友人と何か関係があると彼は考えているようでした。彼は友人たちと一緒でなければ，1日の飲酒だけで薬物には繋がらないと考えていたようです。彼はどうやって友人たちから何とか距離を保っているのでしょうか？

チャーリー：彼はどこにいるのでしょう？

インスー：分かりません。彼が友人から距離をおくことが，どこで起きるのでしょう？ それははっきりしません。聞いておくべきでした。役に立ったでしょうに。

ジム：もう一つ，私がベティに関して気づいたことで感心したのは，彼

女が自分自身と子供を大事にしてきたと言える能力です。懐疑心は，彼女が自分の置かれている状況下で自分を守る一つの方法です。さらに私は，「彼女は正しい。絶対に正しいよ。彼女は懐疑的でいるべきだよ」とデイブが彼女の懐疑心に反応して言い，自分の行動に対して潔くその非を認めていたと思います。

チャーリー：「今となっては，変化を起こすかどうかは本当に自分次第だ」と彼は言いました。変化するということについて，彼はとても現実的です。クライエント，いや，クライエントだけでなく私たちも，時々明白な悟りのようなものに到達することがありますが，それはとても深みがありますね。デイブが語った中に，「もしこのことに取りかからなければ，永久に家族を失ってしまう」というのがありましたが，私はそれはとても大切な見通しだと思います。それは強い動機づけになり得るでしょう。彼がアンタビューズか何かを服用することにもっと関心を持つことと関係しているのかどうかは分かりませんが，でも彼は自分の家族のことを繰り返し繰り返し口にしましたよね。アルコールは克服するのがとても難しいということはみんな知っていますが，それを克服できるという希望を，家族が彼に与えてくれるような気がします。

カップルの反応

インスー：さて。お二人に来ていただきましょう。聞いていてどんな感じでしたか？

デイブ：図星をさされたような感じだったな。

インスー：彼らから？

デイブ：えぇ。

インスー：図星をさされたみたい？

ベティ：そうですね。

インスー：そうですか。どんなところが？ どんなところが図星をさされたみたいな感じでしたか？

デイブ：彼らはここで俺たちの話を聞いて，うちの家族のことをとてもよく分かってるみたいだったな。家族は俺にとって，とても大事な

んだ。答えなかった質問がひとつあるんだけど，あの9週間，ずっと留置所にいたわけじゃないけど，家族を失ったから，彼らを取り戻そうとしていたんだ。だから，自分自身に磨きをかけようと決めて運動をして，身体的にも自分を健康にしようとしてたんだ。

インスー：あの9週間の間にそれをしたのですか？

デイブ：そうしようとしてたな，そうだ。彼らを取り戻そうとしてた。身体的に健康になることは，精神的にも自分を健康にしたから，それで30日後，俺は労働釈放プログラムに留まったんだ。俺にとって最善のことだったからね。彼女は，俺がまだあそこにいてくれたらなと思っているだろうね（笑い）。

インスー：ベティ，あなたはどうですか？ チームの会話を聞いていてどんな感じでしたか？

ベティ：彼らが言ったことすべてに賛成だし，彼らが希望を感じたということで，私にもほんの少し希望を与えてもらったみたいな感じです。

インスー：他にも何か思ったことがありますか？

デイブ：自分ならやれるという保証を彼らが少し与えてくれたから，ちょっと気分が良くなったね。だから俺は，ここに来ることに同意したんだ。さらにもう少し自分の役に立つだろうと思ってたから。

インスー：では，あなたはこれを正しい方向に進むための，もう一つのアプローチだと思っていたんですね？

デイブ：そうですね，願わくば。

インスー：では，あなたはこれからもそのことを思い出すでしょうね，そうでしょう？ 9週間どうやってそれをやったのかを。

デイブ：そうだね。

インスー：自分一人だけで。私は，そのことについてもっと尋ねるべきでしたね。

デイブ：家族のもとに戻りたいということが大きかったし，彼らがいないと俺は本当に一人ぼっちだし。

ベティ：家に戻ってきてから，彼がどうしてたんでしまったのか，私には分からないわ。

インスー：それはお互いの間で話し合っておきたいことですか？
ベティ：ええ。
インスー：では，そのことについては彼の考えを尋ねる必要がありますね。今日のこの面接の後で，ご自分たちだけでやっていけそうですか？
ベティ：分かりません。ジムと一緒に，でしょう？
デイブ：俺たちは，フォローアップ・カウンセリングを受けられればと思ってたんだ。アルコールのことだけじゃなく，家族全体のことについて。
インスー：（ベティに向かって）あなたはそうすることにオープンですか？　家族全体のことをカウンセリングでフォローアップすることに？
ベティ：はい。
インスー：良かった。では，あなたは何をするかご存知なんですね？
デイブ：はい。
インスー：分かりました。来てくださってありがとう。
デイブ：本当にありがとうございました。

　チームの観察に対するカップルの反応が示すように，もっと希望を持つということは，カップルにとって何が違うかということについての話し合いがきっかけだった。今回のデイブの飲酒は，多くのことが違っているが，インスーが何が違うのかという質問を提起するまでは，クライエントは違いに気づかないか，もしくはその違いを意義あるものとして捉えていなかった。たとえそれがどんなに小さな違いでも，違いなしには変化はないということを強調しておきたい。

最後の事例検討：デュルーの注目すべき資源

　ノームは，10歳のデュルーと彼の妹のティーナを母親から紹介された。母親の説明によると，彼女は子供たちのアル中の父親と数年前に離婚したが，この父親の飲酒が子供たち，特にデュルーへ及ぼした影響が今も心配だということだった。彼女は息子を援助する自分の能力に自信

臨床現場からの質問

「クライエントはソリューション・フォーカスト・セラピーは機械的だと不満を漏らしませんか？」

　私たちのやり方は厳密で，正確な言い回しで質問がなされるので，誰かがそのような印象を持つかもしれないことは理解できます。しかし，それはクライエントの印象というより，むしろセラピストの印象かもしれません。ノームは最近，このようなフィードバックをクライエントから受け取りました。

　「あなた方の努力に感謝します，私はあなた方のDWIカウンセリング・コースを修了後，最近運転免許を再取得しました。私はこれまで（そして今でも）心理学という分野は科学というよりも芸術だと感じていたので，心理学や心理学者を快く思ったことはありませんでした。このことを言った上で，私があなたをずば抜けた芸術家だと思っていることを，あなたに知っていただきたいと思います。素晴らしいお仕事を続けてください。そしてもう一度，ありがとうございました。将来，私が証言者として，あるいは車を運転する時にしてはいけないことの実例として，あなたのグループのお役に立てることがありましたら，迷わず御連絡ください」

が持てず，"アルコール依存症の家族"の中で成長していくことの有害な影響について理解している専門家から，息子が治療を受けることを望んでいた。デュルーもそれは良い考えだと思っていた。彼の説明によると，彼と妹は二人とも定期的に父親を訪問し続けていた。デュルーは２年半前に父親から殴られたことや，父親が説教の最中にデュルーを「馬鹿」と呼んだこと，自分の友達の前で繰り返し恥をかかせたこと，そして喧嘩の時はいつもティーナの味方をすること，父親が何の気なしにペットの猫を車でひいてしまうのではないかと絶えず不安に思っていること，その他のいくつかの出来事について語った。

　さらにデュルーは，これらの問題にどのように対処してきたか，次のように明確に説明することができた。「僕はお父さんが飲んでいる時は

訳注：本章の最後の三つのコラムは原著の第10章中のものです。原著10章は『DWI (driving while intoxicated) 違反者』について書かれた章ですが，飲酒運転違反者対象の法的強制力をもつカウンセリング・システムは日本では実施されていないので，この章は本書では削除しましたが，これらのコラムのみ掲載しています。

臨床現場からの質問

「私は裁判所命令で送られてきたクライエントの口を開かせることに苦労しています。あなたのクライエントは話をしているようです。どうやって，話をさせているのですか？」

私たちのDWIプログラムでクライエントが話しているのは，彼ら自身の考えについて話しているからだと思います。私たちは，彼らが専門家の考えについてどのように思うかを尋ねたり，有罪判決を受けた自分を恥ずべきだといったことを話し合ったりはしません。また，決して彼らの過ちをしつこくたたみ込むようなこともしません。私たちは，クライエントが再び過ちを犯さないようにするために，彼らが既に知っていることを習得し，先に進むための手助けをします。私たちはワークシートを使ってクライエントの思考を刺激し，それからそのことについて話し合います。クライエントは，あることについて考えてアイディアを書き留める時間を数分与えられると，そのことについて話しやすくなります。クライエントの中にはワークシートから読み上げる人もいますが，それが彼らの話し方ならば，それでもかまいません。私たちは単に，クライエントが話しやすいようにし，話をしたことに対して彼らをコンプリメントしています。

話しかけないで，お母さんのところに戻るまで待つんだ。お母さんに話して，自分の気持ちを外に出すんだ」　またデュルーは，自分の学校のガイダンス・カウンセラー（転職のため，もう会うことができなかったが）と話をすることでポジティヴな体験もしていた。デュルーの母親は，彼との間の「お話」の大切さを分かっていたが，デュルーにとっての本当の手助けは，専門家の手中にあると信じきっていた。

　全部で4回のセッションのうちの2回目のセッションの時，デュルーはかなり落ち込んでやって来た。彼は妹の迷惑な不作法のせいで，自分の親友（彼の母親）を失いかけていると言った。彼が親友と話をしようとするたびに，妹が口を挟んできて，関心を自分に向けるように求めたのである。彼は，妹が外で遊んでいるうちに母親と話をすることまで試みたが，妹は転んだと泣きながら家に入って来る始末だった。この問題を彼に代わって解決するのではなく，ノームは次のように尋ねた。「これに似たような難しい問題を，君はいつもどんなふうに解決しているの？」　デュルーはしばらく考えてから，行動を起こす前に，その状況

では何がフェアーかをまず充分考えると説明した。それから彼は，何が安全であるかをよく考え，仮にあることがフェアー（モールの中のアーケードに行くことができるというような）だったとしても，もしそれが安全でなければ（彼の年齢の子供たちは，モールに一人でいるとトラブルに巻き込まれる）彼は安全な方を選んだ。そして彼は「僕は気持ちを決めたら，それをやるよ」と付け加えた。この状況で何がフェアーかをよく考え，デュルーはママと二人っきりの時間を持つことはフェアーだという結論を出した。安全を考慮すると，母親の気持ちを傷つけるようなことは何もしたくないという結論をデュルーは出した。（彼は母親の気持ちを傷つけるかもしれないと心配して，妹の前でこのことを伝えることを拒否したので）問題は，次のことだった。母親と二人だけで話をする時間をただでさえ見つけられないのに，二人きりで話をしたいということを，どうやって彼女に伝えられるだろうか？　人がコミュニケーションを取るさまざまな方法を話し合った後で，デュルーは母親に手紙を書いて父親の家から投函することにした（母親宛の手紙を彼女の家から出すのはバカみたいだと彼は考えたのである）。

手紙は効を奏した。デュルーは，自分が欲するものは手に入れられるということを理解し始め，母親は息子と自分の関係が，息子にとって最も重要で不可欠の資源であることを理解し始めた。

> **キーポイント**
> **何がうまくいっているかを見つける**
>
> 　時たま，クライエントの生活の中で何かが壊れてしまっているような場合には，それを簡単にそして即座に元に戻すことはできません。通常私たちは，クライエントがそのことを単に無視するように促します。それは，何がうまくいっているかを一緒に見つけることができるようにするためです。それからクライエントがうまくいくことを実行できるようにサポートします。

第9章　資源としての家族

第10章
命令されて来たクライエント

　ソリューション・フォーカスト・セラピーは社会構成主義の立場をとっており，その哲学的見解は，「現実とは，まったく根拠のないものであり，社会的に了解された価値観と信念により構成されている」という主張に基づいている。セラピストは，命令されて来たクライエントと治療をする時，しばしば二つの異なる現実について考慮しなければならない。つまり，紹介者の現実とそのクライエントが表現する現実である。二つの現実が一致しない場合，どちらも正しくも間違ってもいない。社会構成主義的思考を例示する，なぞなぞ話がここにある。

語り手1：森で一本の木が倒れたら，音がすると思う？

語り手2：いいや。

語り手1：森で一本の木が倒れていて，その森に誰かがいたら，音がすると思う？

語り手2：森にいたその人は，木が倒れる音がどんなものだか知っていて，その音が木が倒れている音だと分かるのかな？

語り手1：そうだよ。

語り手2：だったら，答えはイエス。その倒れていく木は音がする。

語り手1：じゃあ，その人が木が倒れる音を知らなかったら？

語り手2：だったら，その木は音がしないね。でも一つ答えて，一人のパイロットが森の中を散歩してて，その音を聞いてそれが高速音，彼になじみのある音だと思ったら，その倒れていく木は音がすると思う？

語り手1：いや，しないと思うね。彼は，頭上の飛行機が高速音を出したと思うよ。

語り手2：当たり。君は現実を理解しているね。では，その散歩しているパイロットが，その森で木が倒れている音を聞いたその女性に偶然出くわしたら，その音は何の音になる？

語り手1：彼女が，それは木が倒れている音だと彼に納得させることができれば，それは木が倒れる音。でも彼の方がもっと説得力があったら，頭上の飛行機の高速音になるね。
語り手2：またまた，当たり。そこに二人以上の人間がいると，現実は社会相互作用の創作品になるんだ。

解決の現実を創り出す

　クライエントとセラピーを始める時，そこで話し合われる現実は，クライエントの現実についてである。あるクライエントがセラピストの所にやって来て，大きな音を聞くたびに身動きがとれないほどの恐怖を感じると訴え，彼女がこの恐怖感は森の中を散歩していて高速音にひどく驚いたことに起因すると思っている時には，それに同意することである。高速音により始まった身動きがとれないほどの恐怖感に対する彼女の診断を認めよう。それから，「大きな音を聞いても，恐怖で身動きがとれなくなるということがない時は？」と尋ね，新しい現実を共に創り始める。問題となっているクライエントの現実の創作品に意義を申し立てず，単に解決の現実，問題が存在しない現実を彼女が体験するよう促すのである。

> **キーポイント**
> **治療的導き**
> 　クライエントの協同を得るためには，"一歩後ろから導く"（Cantwell & Holmes, 1994）ことです。時々，"知らない"（Anderson & Goolishan, 1992）という姿勢で好奇心をもって質問し，クライエントの"肩を軽くポンとたたく"ようにしてください。

　高速音によって身動きがとれないほどの恐怖を感じるこの女性が，大きな物音に慣れている製材工の夫に連れられてセラピーにやって来たと想像してみてほしい。彼は，大きな物音を怖がる人間はおかしいと思い，精神科治療が必要だと考えている。夫に同感かと彼女に尋ねれば，彼女は自分と同じような体験をした人なら誰でも怖がるだろうと強く主張し，精神科治療を拒む。彼女は，自分の恐怖感は普通で，それは大きな物音から被るかもしれない危害に対して役立つ防衛だと主張する。彼女がセラピーを受ける唯一の理由は，夫が彼女を非難することを止めさせ

るためである。この場合，この関係性における彼と彼女は，大きな物音に対する反応について，それぞれ異なる現実を創っており，二人とも，もう一方の意見を変えるほどの影響力を与えることができなかった。もしセラピストが，大きな物音についてのどちらかの現実に味方するならば，それは過ちを引き起こすだろう。どちらかの現実に味方することは，衝突に一時的休戦をもたらすかもしれないが，永遠の平和はもたらさない。セラピストの仕事は，クライエント両者にとって問題が存在しない，今と違う一つの現実を彼らと共に創り出すことである。それは，彼らの大きな音の現実に関する衝突の例外を探索することにより行われる。

1. 「今までで，このような不一致が起こったけれど，それを解決できた時のことを教えて下さいますか？」
2. 「1から10のスケールで，1がお二人がこの件で最も分裂していた時で，10がこの件に関してお二人ともがもう心配ない時としたら，あなた方は今どこにいるでしょう？」その答えが1以上であれば「どうやって，やったのですか？」，1の時には「どうやって何とか切り抜けていらっしゃるんですか？ つまり，このくい違いがあるにも関わらず，どうやって一緒にやれているのですか？」と尋ねよう。

この例外探しが成功する時（それは通常，質問そのものが問題のない現実の可能性を創り出すからである），その夫婦が同意して選択できる一つの新しい現実をもたらしたことになる。

　命令されて来たクライエントと彼らをセラピーに来させた人の関係は，しばしばこの製材工と妻との関係に似ている。この女性のように，命令されて来たアルコール依存症患者は，彼らの現実を形作る彼らなりの考えを持っている。彼らはまた，セラピーへ連れて来られた理由や彼らを連れて来た人についての考えも持っている。これらのクライエントを連れて来た人たちも，問題の現実を形作る考えを持っているが，クライエントはしばしばそれには同意せず，自分たちのような人生経験を持つ者は誰でも飲酒するだろうと主張する。命令されて来たクライエントは，自分たちの飲酒は普通のことで，楽しんだりくつろいだりするための役立つ方法なのだと主張する。彼らはただ，自分たちを非難するのを

みんなが止めてくれればハッピーでいられるのである。

　命令されて来たクライエントと治療する時に、ふとどちらかの味方をしたくなることがある。臨床家はしばしば、飲酒がそのクライエントにもたらす害を指摘し、その紹介者の味方をするのが良識だと考えがちになるが、それは間違いだろう。紹介者の味方をすることは、そのクライエントを阻害することになり、クライエントはその臨床家が、自分の現実を理解も支持もしていないと考え、さらに非協力的になる。臨床家は紹介者の味方をすることにより、一人の命令されて来たクライエントを、指示されて来た非協力的なクライエントにいともたやすく変えることになる。

　セラピーにおける共通の達成可能な目標に通じるような、その対立している現実の例外を探すと良いだろう。この例外探しは、次のようなスケーリングで始めることができる。「1から10までで、1がこの飲酒問題であなた方お二人の関係が最も引き裂かれていた時で、10がこの件を解決した時だとしたら、お

臨床現場からの質問

「まったく信じられないデタラメ話を語る、命令されて来たクライエントにどう対処しますか？」

　私たちもそういった話を聞いたことがあります。クライエントは、自分たちがどれだけクリーンでしらふか、そしてそれにはまったく何の努力もいらなかったと、あきれるほどの話を持ち出すこともあるでしょう。これらの話はただ単に信じ難いものです。伝統的治療モデルのセラピストならば、「あなたは、〜に直面すべきです」と言うでしょう。こういうクライエントからは真実を叩き出すのが良いことだ、と彼らは教えられてきたのです。私たちはその考えに、はっきりと異議を唱えます。私たちのモデルでは、これらのふらちな話には、次のような質問で向かいます。「こんなふうに（指を鳴らす）止めるのがとっても簡単だったということが、あなたにはどうやって分かりますか？」「あなたにとって止めるのがそれほど簡単だったということを、（あなたの奥さん、保護観察官）はどんなことから気がつくでしょう？」「これらの変化を続けていくために、あなたにとって何が必要でしょうか？」「これからの3カ月間、これらの変化を生じたことで、あなたの生活のどんな違いに私たちは気づけるでしょうか？」効果的で長続きする変化は、いつも詳細の中にあります。クライエントが信じられないような話をする時には、私たちはその詳細を尋ねます。これらのデタラメ話のほとんどは、身を守るための面白い作り話かもしれませんが、数としてはほんのわずかなものです。

二人が今どこにいるか教えて下さい。1から10までで，今いくつですか？」スケーリング・クエスチョンで例外探しを始める時には，次のような対話が典型的である。

配偶者：1じゃないわ。先週話し合った時には，彼は今日ここに来ることに同意しなかったから。

命令されて来たクライエント：ほら，俺の言う通りだ。ちょっとでもこいつに譲れば，すぐ図に乗るのさ。(我々はこんなふうに，人がメタファーを織り交ぜて，現実を自分たちの考えや感情の本質をうまく捕らえた言い回しで表現するのが大好きだ)。俺は，自分がたいしたマヌケなアル中だっていうことには同意しなかっただろ。お前を黙らすことができるんだったら，来てやってもいいって言っただけさ。

配偶者：(今にも泣きそうな様子で) 力になろうとしても，こんなふうにしか返ってこないんです。

セラピスト：私は，お二人が今日ここに来て下さってうれしいです。あなた方お二人にとって，これが大変なことだとよく理解できます。分かりました，あなた方は1ではないのですね。どこにいるでしょうか？

配偶者：(まだ今にも泣き出しそうな様子で) 2か3，でも彼は私たちは1だと言うでしょうね。

命令されて来たクライエント：ほら，また始まった，いつも俺の悪いとこばかり考えるんだ。

セラピスト：(命令されて来たクライエントへ) あなたは，二人がいくつにいると思いますか？

命令されて来たクライエント：彼女と同じで，2か3。俺たちはこのことを先週話し合って，多分まだ話し合っている最中なんだろうな。少なくとも彼女はね。

例外探しにおいて中立を保つことで，この夫婦が互いをけしかけ，セラピストを味方につけようとする試みを無視することができる。セラピ

ストの焦点は，この困難で辛い状況を解決する過程で，どんなに小さくともこの夫婦が既に成し遂げた進歩を探すことである。また，夫婦にとってこれがどんなに大変なことかをセラピストが認識しているということを彼らに保証することで，争いの激しさをいくぶん沈静化させるのに役立つ。

　例外が確認されたらすぐに，それが解決に組み込まれるように働きかける。次のように尋ねよう。「あなた方が1から2か3まで上がってきたのは，どうやってやったんですか？」この困難な不一致に，この夫婦がどうやって解決を創り出したのかについて情報を具体的に得たら，彼らに既にうまくやっていることをもっとするように促してほしい。このような夫婦が再び飲酒問題で口論に陥った時には，通常セラピストの方を向いて，専門家の意見を求めるものである。その場合には，次のように尋ねることをお勧めする。「その話題については後ですぐに戻りますから，まず，お二人があなた方の問題を解決するための他の方法についてお聞きしたいと思います。問題を解決するために最も積極的に取り組むのはいつも誰ですか？」「1から10までで，10がこの問題を解決するためには何でもしようという気持ちで，1がまったく何の努力をする気もないという気持ちだとして，あなた方は今日いくつだと思いますか？」この質問の返答を得たら，すぐに次のように尋ね，再び解決を創り出そう。「どんなふうにそれは助けになりますか？」この夫婦にはそれができるということを暗示するような，解決についての一般的な表現をすることで，セラピストはやっかいな立場から逃れ，面接の焦点を本来あるべきその夫婦自身に戻すことができる。解決についての具体的な質問と，「どうやって」「どんなふうに」といったフォローアップ・クエスチョンをすることで，解決の現実を共に創り続けることになる。

> **キーポイント**
> **変化を利用する**
>
> 　変化は必然です。セラピストの治療上の課題は，クライエントが創り出した変化を，もっともポジティヴなやり方で利用するということです。

保護観察中のクライエント：気のすすまない結婚？

　命令されて来たクライエントがセラピストの所へやって来るもう一つのよくある経緯は，保護観察官から強いられた裁判所指令である。これらのクライエントは，個人よりも夫婦で来ることが多い。見合い結婚が取り決められ，そのカップルに選択権はなく，互いにどうやって仲良くやっていくかを学ばなければならないという昔のように，保護観察官と命令されて来たクライエントとの"結婚"は裁判所によって手配され，彼らには何の選択権もなく，お互い仲良くやっていかなければ刑務所に送られるというリスクをクライエントは背負っている。命令されて来たクライエントは，たいてい保護観察官と不和で，それぞれがその問題の現実について異なる見解を持っている。この現実の衝突を，正しいとか正しくないではなく，単なる認知の問題として見なすと良いだろう。命令されて来たクライエントと治療することは，夫と妻と治療することに似ている。つまり，どちらかの味方にならないことが重要である。まず最初の仕事は，セラピーの目標を明確にすることである。これは達成可能な解決についての見解に焦点を当てながら，その目標について交渉を求める質問を通して行われるのがもっともよい。セラピストが次のように尋ねることで，保護観察官の期待に応えることができる。「受け入れ可能な最低限の変化は何ですか？」「今から3カ月後，セラピーがうまくいっているとあなたが分かる，トッドのどんなことにあなたは気づくでしょう？」　これでクライエントそしてセラピストは，その保護観察官が求めている方向がつかめる。セラピストは続けて，「どんなことがあれば，トッドができる限り一生懸命にやっていることが，あなたに分かるでしょう？」「トッドができる限り一生懸命にやっている時，彼はあなたの何に気がつくでしょうか？」と尋ねる。これらのフォローアップ・クエスチョンが，達成可能な解決についての有意義なディスカッションへの扉を開く。例えば，飲酒をやめることが目標だとしたら，トッドがAAの会合に参加すれば，彼が正しい方向に進んでいると保護観察官に分かるだろう。それからセラピストはトッドの方を向き，最初の小さな一歩を踏み出すためにどのくらい準備が整っているか，準備ができ

臨床現場からの質問

「クライエントがあなたに嘘をつく時にはどうしますか？」

そうですね，これはクライエントが命令されてセラピーに来た場合によく起こることです。特に，誰かがクライエントを無理やり連れて来て，セラピストに「彼を改心させて」もらおうとする時がそうです。彼らはいつも，その悪行はまったく許し難いという厳しいお説教や警告をクライエントにして欲しいと望んでいます。そして時には戒めとして，クライエントをプログラムから追い出して欲しいと言います。クライエントが私たちをだまそうとするのは嫌なことですが，私たちはどんな荒療治も効果があるとは思いません。私たちにはただ，荒療治がどのようにしてクライエントの役に立つのか理解できないのです。その「嘘をつく」という件について，違う角度から見てみましょう。衝突の話，例えば彼と彼の保護観察官の間で衝突することが，どのように役に立つ可能性があるのかをクライエントに尋ねてみます。クライエントがセラピストに嘘をつくことで得たいと望んでいること，彼らのその望んでいる期待を共有するよう促すのです。ほとんどのクライエントは，（たいていは彼らのアルコール・薬物使用について）嘘をつくことで，セラピストから良好な推薦をもらってセラピーから抜け出そうと期待しています。クライエントがセラピストから（または強要している人から），良好な推薦を得たいと望んでいると分かれば，嘘をつくというやり方ではなく，彼らが本当に望んでいることが得られるような他の方法を探すことができます。もちろんこれは，クライエントが成し遂げなければならないポジティヴな変化についての話し合いへと続くことになります。

ているとどうやって彼自身が分かるか，彼にとっての最初の小さな一歩は何か，を尋ねる。セラピストはまたクライエントに，保護観察官がポジティヴな変化に気づく時には，クライエントは何をしているだろうかとよく尋ねる。ひとたびポジティヴな方向に進み始めたら，これらの変化を継続できるように楽観的な支援を提供してほしい。楽観性とは，保護観察官とクライエントの両者にとって重要な要素と思われる。それは，多分彼らの世界ではあまりにも失敗が多すぎて，楽観的であることはとても難しいことだからである。

第11章
グループ・セラピー

　アルコール・薬物乱用問題の治療においては，グループで取り組むことがこれまでも主要な形であったし，今後もそうであろう。グループ・セラピーはクライエントにとって利用しやすく，経済的で効果的でもある。しかし，伝統的なアルコール・薬物乱用者向けのグループ治療には大きな欠点がある。それは，参加者が改善したと見なされるには，まずその施設の哲学的見解を堅く守ることを強いられるからである。このような施設での治療計画の第一歩は，まず嗜癖という疾病概念や，AAにおける最初の3ステップを受け入れることなどを含んだ目標から始まる。治療グループは，その会の経験豊富なメンバーたちによる治療計画を，新参者が受け入れるよう強制するために利用される。こうしたやり方は特に，クライエントが自分の飲酒問題について異なる考えを持っている場合には，あまり役に立たないだろう。我々は，嗜癖や回復の一つのモデルを教え込んでゆくグループの形をとるよりも，個人療法と同じように解決に焦点を当てたグループを構成する。我々のクライエントは，グループ別の焦点のあて所によって，一つのグループを選択する。例えば，共依存問題を解決したいクライエントは共依存グループに参加し，回復の援助を望むクライエントはサポート・グループを選ぶというように。クライエントがこのような方法でグループを選ぶと，それは事実上，彼らがどんな問題をうまくいかせたいと思っているのかをあらかじめセラピストに告げていることになる。したがってセラピストは，グループにおいてプロブレム・トークをくい止め，すみやかに例外に焦点を当てる。例外に焦点を当てることで，セラピストは即座にたくさんの人の思いがそこにあることの利益を発見する。それはつまり，多くの異なる視点が，多くの異なる解決を築くからである。

　グループを運営するには二つの方法がある。一つは全メンバーが同じ日からグループ・ワークを始め，数週間後の決められた日に修了すると

いうものである。このモデルは，参加する人を数多く抱え，クライエントが利用しやすいように開始日を交互に設定するほどのグループがいくつもある開業セラピストやクリニックに向いている。セラピストの多くは，グループを時間制限し，開始期，中期，終結期と定義することを好む。その一方で，ローリング・アドミッション・グループという別のタイプのグループもあり，中小規模の開業セラピストやクリニックでよく実践されている。この方式では，クライエントの参加は一定期間に限定されるが，グループそのものは続いてゆく。すぐに参加できるのがローリング・アドミッション・グループの良い点である。クライエントは，次のグループが始まるまで数週間も待つ必要がない。この方法は人生のありように似ているので，合理的で，現実に即しているように思われる。子供時代からの友人全員とずっと付き合い続けている人はいないものである。人生を通じて，友人と出会ったり別れたりするのは当然のことである。家族も，祖父母，両親，子供たちといった人すべてが，同時に舞台に上がるように一瞬のうちに生まれたわけではない。人には，さまざまな人たちとそれぞれ違う関係性をもついろいろな時期がある。治療グループを，できる限りクライエントの現実の生活状況に即したものにしてほしい。クライエントが多様なグループの中で解決を構築するとき，同時にまた彼らは，さまざまな人生においても解決を構築することができる。さらに，適切な制限（例えば，虐待者と被害者では一緒にうまくやれないだろう）のもとで，種々雑多な参加者からなるグループをお勧めする。解決のアイディアがさまざまな驚くような所から湧いてくるので，グループの教育メンバーがそういった解決の新しい考えを利用できるか

臨床現場からのヒント
従順さか，変化か？

多くのセラピストや治療プログラムでは，回復に必要なステップとして従順さを強調しています。過剰な従順さへのこだわりは，大切なことを見逃すことになると思います。というのも，従順さは必ずしも変化を意味しないからです。人の人生に違いを創り出すのは，変化です。ですから，クライエントについて，またクライエントの面接室外での実生活の過ごし方について，どんな違いがあるかを詳細に探す方がより有益です。刑務所には，従順だけれど，必ずしも変化しなかった人たちがあふれています。

らである。

キッチン・テーブルについての解決

セラピストの仕事の中には，あまりにも現実的ではない制約が時にあり，いやになったり，笑い出したくなるようなことがある。グループの部屋で使うテーブルについての単純な問題がそうしたことの一つである。伝統的な精神力動的心理療法においては，グループのメンバーがテーブルを囲んで座るという考えは受け入れられないものである。彼らがこう言うのが聞こえるようだ。「あの人たちは，自分と他人の間にバリアを張りめぐらせて，人生の貴重な時間を浪費しているだけだ。私のグループでは，テーブルなんか置かない！」 しかしほとんどの人が，自分が直面している難しい問題に取り組んでいる場所を考えてみてほしい。キッチン・テーブルに座って，コーヒーを飲みながらではないか！ 一般の人がテーブルを間において問題に取り組むなら，セラピー・グループにテーブルを持ち込む試みも理にかなったことである。クライエントの満足度の調査では，クライエントたちは「丸テーブル」グループを好んでいる。テーブルは，クライエントたちを隔てるバリアどころか，彼らをつなぐパイプになっている。おまけにテーブルは，コーヒーカップを置いたり，チェックリストやワークシートを書くのにも便利である！

大グループ

フィンランド，ヘルシンキのベン・ファーマン（Ben Furman）は，自らが行なっている精神科の大グループの治療を"怠惰セラピー"と呼んでいる（個人的対話より，1996）。彼は大グループを2〜3人の小グループに分ける。そして彼はゆったり座ってお茶をすすり，ぐうたらしながら，解決に焦点を当てた質問をクライエントに投げかけてゆくというものである。ノームは，大きな回復サポート・グループで同じソリューション・フォーカスト・セラピーを実践しているが，彼自身は自分はもっと勤勉にやっていると思っている。ノームの場合もやはり，グループを2〜3人の小さなグループに分けてから，その週について解決に焦

点を当てた質問を参加者にしてゆく。例えば，「今週，あなたは自分の生活をもっと良くするために，どんなことをしましたか？」「あなたが今までと違う新しい人間になったということを，あなたの（友人，家族，同僚）はどういうところから気づいたと言うでしょう？」「あなたが何かを昔と同じやり方で対処しようという誘惑にかられた時に，『やめよう，今度は違うやり方で対処しよう』と自分に言えたのはいつでしたか？」 もちろん，すべてのクライエントが，目を見張るような成功話を毎週語るわけではないが，活気のあるディスカッションが続くような何かが出てくればそれで十分である。小グループで質問について良い話し合いを持ったら，それからノームは大グループに戻して，それぞれのまとめの話とコンプリメントをシェアするようにしている。

パワーの脱中心化

時にセラピストが偶然にしたことが，意図的に行うことよりも強い影響力をもつことがある。何年か前，ノームは2週間の長期休暇をとった。彼が休暇から仕事に戻った日，クリニックのマネジャーはノームをつかまえて，彼のアルコール回復グループのメンバーの素晴らしい行いを誉めたたえた。その時はグループワーク用の部屋がなかっ

臨床現場からの質問
「在宅での解毒療法はどうでしょう？」

これはあまり言いたくないことですが，ノームは古い時代のアルコール治療にかなり携わっていたので，よく覚えています。現在のような医療管理下の解毒療法が定着する前は，アルコール依存症患者が苦しい解毒期に入ると，一杯のアルコールを飲ませていました。これが旧来の在宅の解毒療法だったのです。現在，ソリューション・フォーカスト・セラピーを取り入れた多くのクリニックで在宅の解毒療法を行っていますが，この場合，一般に病院などへ毎日通院して，バイタルサインのチェックを受け，解毒症状が重篤な場合には少量のベンゾジアゼピンを使用します。私たちはこうした日々の通院治療を，精神的サポートと早期の解決構築のためにも，カウンセラー同伴で受けることをお勧めします。回復し始めの数日間の，既にうまくいっていることを増進させることが大切だからです。カウンセラーは，日々の問題のリストの振り返りではなく，何がうまくいっているかに焦点を当ててください。このアプローチは，ただポジティヴというだけではなく，クライエントの飲酒問題が確かに解決し始めているという希望を与えるものです。

たので，ノームはクライエントたちに職員用食堂で会った。ノームは休暇でクリニックを空ける際に，2週間ミーティングがないことをグループに伝え忘れていた。参加者たちは1週間後にクリニックに現われて，ノーム抜きで彼らだけで会い，その次の週もそうして会うことを決めた。それぞれのミーティングでクライエントたちは，いつものグループのように自分たちでコーヒーを入れ，掃除をして帰った。マネジャーは，アルコール依存症患者たちが自分たちで責任ある行動をとったことが信じられなかったのである。この偶然のリーダーなしのセッション以降，我々はすべてのグループをセラピストがいなくても機能するように構成してきた。このような専門家の力の脱中心化こそが，ソリューション・フォーカスト・セラピーの礎であり，グループの構造を意味あるものにしていく。クライエントたちは，セラピストがいなくとも例外の質問やスケーリング・クエスチョンをお互いに尋ねる方法を学び，活発な話し合いだったことを報告してくれる。

「あまり話さない」グループにぴったりのゲーム

　セラピストなら誰もが，会話を進めるのが難しいグループに出会ったことがあるだろう。そのグループでは，どのように質問を言い換えてみても，反応がないように思える。このような場合には，グループ・メンバーとゲームをしてみてはどうだろう。以下の質問のリストは，二つのサイコロを使ってするゲームである。クライエントは，それぞれ順番にサイコロを振る。そして出た目の数にしたがって，リストにあるコンピテンシー・クエスチョン（クライエントの能力を見つけ出す質問）に答えなくてはならない。グループ・リーダーもクライエントも，まず質問のカテゴリー（自分，家族，一般的なこと）を選ぶ。クライエントが初めの質問に答えたら，セラピストは直感を用いていくつかのフォローアップ・クエスチョンを追加するとよいだろう。これらのフォローアップ・クエスチョンは，クライエントが答えを明確化し，目標を自分自身のものにする助けとなる。

コンピテンシー・クエスチョン
自分のこと

ぞろ目（2と12以外）訳注）：今日はどんな良いことがありましたか？　どうやってそれをやったのですか？

2：あなた以外の誰が，あなたが進歩したことに気づいたでしょうか？　また，それはどんなことから気づいたのでしょう？

3：あなたは，どうやってその変化を起こすことができたのですか？

4：あなたが「アルコール・薬物をやめるのはいい考えだ」と言うためには，どんなことが（今日にでも）起こる必要があるでしょうか？

5：アルコールまたはドラッグを一番強く拒否できるのはどんな時ですか？　それは，どうやってするのですか？　また，とりあえずなんとか拒否できるのはどんな時で，それはどうやってするのですか？

6：あなたが自分の回復を続けてゆくために，一番シンプルでやりやすいことはどんなことですか？

7：お酒を飲まないこと（ドラッグを使用しないこと）はあなたにとって，どんなふうに助けになりましたか？

8：今回が回復に取り組み始めるのによい時期だということが，どうやって分ったのですか？

9：あなたがしてきたことで，どんなことがあなたの進歩につながったと思いますか？

10：アルコールやドラッグの問題がもはや人生の中心ではなくなった時，あなたは何をしているでしょう？

11：あなたが，これまで見つけてきた方法よりも，さらにもっとうまくいくことをしようと決心したとします。3カ月のうちに，あなたは今はやっていない，どんなことをしているでしょう？

12：回復を続けてゆくために，あなたは今日どんなことをするでしょう？

訳注：2と12は1のぞろ目，6のぞろ目以外にはあり得ないが，ここでは別項目となっている。

家族に関すること

ぞろ目（2と12以外）：ご家族は，あなたの成し遂げた進歩をどう説明するでしょうか？

2：あなたは，どんな時にご家族に力になって欲しいですか？　ご家族は，あなたが援助して欲しいことを，どうやって分かるでしょう？

3：あなたが順調に回復の道を歩んでいるということがご家族に分かる時には，どんなことが起きているでしょう？

4：3カ月，6カ月，9カ月のうちに，ご家族はあなたのどんな違いに気づくでしょうか？

5：あなたが起こしている変化は，ご家族にとってどんな助けになるでしょうか？

6：ご家族が受け入れる一番小さな変化は，どんなことでしょうか？

7：奇跡があなたとご家族に起こったとしたら，その奇跡はどんな違いを創るでしょう？

8：あなたが変化を起こそうとしていることを，ご家族はどうやって分かるでしょうか？

9：あなたが回復し始めてから，最良の日はどんな日でしたか？　あなたやご家族は，どうやってその日を最良の日にしたんですか？

10：今回があなたにとって回復に取り組み始めるのにふさわしい時だということを，ご家族はどうやって分かったのでしょうか？

11：ご家族の中で，誰がいつもあなたに行動を起こさせますか？

12：ご家族の中で誰が飲酒問題を解決しましたか？　彼／彼女はどうやってそれをやったのですか？

一般的なこと

ぞろ目（2と12以外）：あなたは来年，今しているよりもどんな良いことをして，どこにいるでしょうか？

2：あなたがしらふの時には，どんなふうに違う扱いを受けますか？

3：これらのポジティヴな変化を起こすことが，あなたの人生にどんな影響を与えるでしょう？

4：あなたが自分の人生に対処しようとしている時に，誰が一番助けになってくれましたか？
5：他の人たちに，あなたはきっと成功するだろうと確信を抱かせるのは，あなたのどんなことからでしょう？
6：あなたが起こした変化は，どんなふうにうまくいっていますか？
7：あなたの生活で，既にうまくいっていることはどんなことですか？
8：ご自分の人生をより良くするために，今週はどんなことをしましたか？
9：あなたが昔と同じやり方で何かをしようという誘惑にかられても，「いや，違うやり方で対処しよう」と自分に言った時は，いつですか？ あなたはこのとき何をしましたか？
10：あなたの長所のうち，もっとも価値ある三つはどんなことですか？ あなたはご自分の利益のためにそれらをどう使いますか？
11：誰かがあなたともっとコミュニケーションを取るために，あなたにしてもらう必要がある助けとはどんなことでしょう？
12：ご家族にとって助けになることで，ご家族があなたにこれからも続けて欲しいと思っていることは何でしょう？

命令されて来たクライエントのグループに，ナイトメア・クエスチョンを用いる

ナイトメア・クエスチョンは，命令されて来たクライントにいつでもうまくいくというわけではない。こうしたクライエントたちは通常，両親や配偶者や他の家族メンバーを満足させたり，法的な処分を免れるためだけにセラピーに参加している。命令されて来たクライエントの悪夢は，自分の失敗のせいでセラピーを受けるはめになったという，この嫌な強制的結果に限定されている。それはつまり，少なくともクライエントがセラピーに服して，釣り針を外してもらうまでは，彼らはセラピストが提案することを何でもする準備ができているということである。

DWI（飲酒運転違反）で初めて有罪となり命令されて来たクライエントと治療する時には，そのクライエントのほとんど何にでも参加しよ

うという意欲を利用し，グループ治療の一部として悪夢の日の探求をするとよいだろう。ある一つのグループでは，3人のクライエントそれぞれが，悪夢の日には目を覚ました時に筋金入りのアル中になってる，と口をそろえて言った。一人は，記憶がない間に運転して，誰かを死なせているかもしれないと付け加えた。彼らに，そうした悪夢の朝にはどんな気分になっているか尋ねたところ，彼らの感情のリストには怒り，絶望，混乱，失意，恥辱，憂鬱といったものが含まれていた。さらに，彼らが飲酒を自分でどれだけ悪化させてきたかという異口同音の驚きに話題が集中した。クライエントの一人は，グループでの感想をこう語った。「俺は自分自身をこんなふうにしたことが恥ずかしいよ」

彼らが悪夢の日を過ごしていることに他の誰が気づくだろうかと尋ね，その後の成り行きを探索し続けると，飲酒運転事故の死亡記事を読んだ人々，友人，家族，同僚にまで及ぶと答えが返ってきた。また悪夢の日に人々が最も気づくクライエントの特徴は，やる気のなさ，態度の悪さ，興味の喪失，失意ということだった。このようにして悪夢の日を描き，「もしこの悪夢が間近に迫っているという警報のサインがあったら？」と尋ねて締めくくった。クライエントたちは口をそろえて，この悪夢が自分に起こっているサインなど何もないと語った。セラピストも「そうですか？」とだけ言い続けた。そのうち一人のクライエントが，今回の飲酒運転のための有罪判決と自分のせいで起こったすべての不利益は「目覚ましコール」だったかもしれないと，しぶしぶ認めた。そして，「悪夢の日なんて，これまでは起こっていないさ。でも，もし今やめていなかったら，酒はもっとひどくなっていっただろうな」と語った。この自認をきっかけに，グループ内では（タイミングや状況の悪さ，警察や裁判システムのせいにするのではなく），どうやって今回の逮捕と判決に対して各自が責任を持つかが話し合われ，そして一人一人の変化が将来の飲酒問題のリスクをきっと低減するに違いないという話題にな

> **キーポイント**
> **変化について**
>
> 変化はさまざまな所や方向から起こります。生きているということ自体が，日々私たちを変えているのです。

った。このような状況でナイトメア・クエスチョンがうまくいった時には，命令されて来たクライエントがネガティヴな未来像を見ることで，自分たちが今変わる機会を逃がしたら，後々に飲酒問題に悩まされることになるだろうと理解することになる。

家族のグループ

個人療法をしているセラピストの多くは，カップルや家族を含めた治療にあたることに抵抗をもっているようである。同様に多くの家族療法家もまた，グループ，特に複数の家族合同のグループを行なうことに気が進まないようである。家族療法や新しいことに興味を持っている我々の仲間が，バーモント州立病院で，故スパイク・アルミー（Spike Almy）と彼の行う家族グループの先進的な仕事を学ぶ幸運を得ていた。社会から歓迎されない慢性精神病患者の保護室監禁というような状況において，スパイクは，絶望から希望ある未来に患者や家族を送り出す乗り物として複数の家族合同のグループ・セラピーを行い，「面会日」を治療的なチャンスに変えた。このスパイクの偉業はその後も発展を重ね，家族に働きかけようとするセラピストをしばしば鼓舞してくれる。

以下の実習は，家族がその家族内や個人そしてグループ・セラピーにおいて既に始まっているポジティヴな変化を維持する助けになるように，複数家族とのグループで使えるように形作られたものである。

1. 複数家族グループの1回のセッション中に，回復の望ましい特徴（家族の活気，一緒に家事をする，口論が減るなど）をいくつか提示する。
2. グループにブレーン・ストーミングをしてもらい，メンバー一人一人の経験，期待，希望のリストを作り上げる。この作業に十分時間をとること。
3. グループに家族ごとに分かれてもらい，リストの中から彼らがそれをやり遂げたならば，大きな違いを作るような2〜3の項目を選んでもらう。
4. 各家族を大きなグループに戻し，家族ごとに話し合った，改善のための項目のリストについて報告してもらう。発表内容を大きな

紙に記録する。
5．その後また家族ごとに分かれ，家族がポジティヴな方向に動いていることに，各自がどんなことから気づくかを話し合う。
6．もう一度大きなグループに戻し，上記で話し合われた観察結果を報告してもらう。発表内容を大きな紙に記録する。
7．大きなグループで，それぞれの家族の決定の過程について話し合う。そしてまず一般的な質問をする。「あなたのご家族は，たくさんのリストの中からその三つの項目が重要だと，どうやって決めたのですか？」 それに続けて，「回復プログラムに参加する前と今では，ご家族の物事の決め方はどんなふうに違いますか？」と尋ねる。通常これら二つの質問で，ある家族メンバーが他の家族に話しかけるようになるのに十分である。そうして活発な議論に発展してゆくだろう。
8．メンバーに速やかに家族ごとのグループに戻ってもらう。（家族ごとに座っている場所から），各家族が決定したことを尋ね，ポジティヴな変化を次の数週間継続してゆくために，それぞれの家族メンバーが何をすべきかを報告してもらい，セッションを締めくくる。

この実習においてセラピストは，それぞれの家族が改善のために選択した項目，過去に家族がしてきてうまくいかなかったやり方，多くの家族メンバーが現在用いている新しい多様な行動などを要約する。しかし，家族メンバーが語ったいかなる行動についても，否定的なレッテルを張ることは差し控えること。否定的なレッテルで描写された行動であっても，肯定的にリフレームするようにしてほしい。

第12章
アルコール・薬物乱用以外にも
複数の問題があるとき

複数の診断を受けたクライエント

　精神科医療に携わる人々がアルコール・薬物乱用者の治療を嫌がったり，アルコール・薬物乱用の治療に携わる専門家が精神疾患を抱える人々の治療に躊躇することが時々見られる。「私はうつ病や不安障害とかPTSDのことなどよく知りません。それなのに，そういう診断がついてる人にどう関われというのですか？」　治療機関の経営が火の車の時には，お互いの施設のクライエントの「なわばり」問題にもなってくる。またセラピストは，特定のクライエントの治療法はその分野の専門家だけが知っていると教育されてきているので，自分の専門外のクライエントに手を出して，ミスを犯すことを恐れるのも理解できる。いわゆる専門家の手法は，問題解決アプローチになりがちである。問題解決アプローチでは，セラピストの仕事はまず正確な診断を下し，それによって的確な治療プランをクライエントに示すことが強調されている。この問題解決アプローチは，ゆっくりと長い時間をかけて的確な治療を処方するという専門家たちの集団を，DSM-IV診断の数だけ生み出すことになった。このような専門家たちの恩恵から生まれた治療の中には，実際有効なものもある。しかしそれは，診断と治療とが（専門家が思うほど）ぴったりと一致しているからではない。というよりも，人が深刻な問題に対して解決を構築していくやり方というのは非常に似かよっているので，ある種の治療が，あるタイプの人たちに，ある程度は有効であるということに過ぎない。時には，計画性のない治療プランでさえうまくいくこともあるだろう。人々が自分の人生に変化を創り出すための支援において最も価値あるリソースとは，診断マニュアルや専門家の書いた「治療のコツ」といった蔵書ではなく，セラピストの目の前に座ってい

臨床現場からの質問

「潜在的な原因はどうするのですか？　あまり注意を払っていないようですが」

　マーチン神父は,「アルコール依存症についての講演」（Chalk Talk on Alcoholism. 1992）という彼の映画の中で,アルコール・薬物乱用をめぐる二つの非常に異なる合理化を描いています。まず,「誕生日,休日,祭日,断食日,日曜,月曜,火曜,水曜……」と理由をつけて長い酒浸りの日々を合理化する,よくいそうな男性が登場します。つまりは普通の人が飲酒する理由は,飲酒問題とはまったく関係ないことなのです。次にマーチン神父は,「緊張,フラストレーション,不安,仕事……」と別の合理化を並べ立てる知的な男を登場させています。マーチン神父は,「どうして飲むのか分かったところで,アルコール依存症者に酒をやめさせることにはならない」と強調しています。マーチン神父もスティーブ・ディ・シェイザー（Steve de Shazer）が言うように,"問題の表層にとどまる"というやり方をしていたのです。AAでよく言う「賢明すぎてしらふになれない人は多いが,愚かさゆえにやめられないという人はいない」という言葉も頷けることです。飲酒問題とともに潜在的な原因が存在するのかもしれませんが,それが飲酒問題の原因ではないと私たちは考えています。こうした潜在的な原因というものは,私たちがクライエントと共に解決を構築する際に取り組む問題とはまったく別物です。私たちの体験では,アルコール・薬物乱用問題が効果的に解決した時には,根底にある問題といわれるものも,もはや問題ではなくなります。

るクライエントなのである。

　精神疾患を抱える人の治療をアルコール・薬物乱用の治療環境（逆もまた同様）で無理なくうまく進めるには,まず診断名を忘れて,まっすぐにクライエントや家族と向き合うことである。また複数の診断名がついたクライエントと関わる時には,常習再発傾向のクライエントと治療するためのプロトコル（第8章参照）を利用してもよいだろう。治療の成功に大切なことは,協力的な人々や家族に早い時期から治療に参加してもらい,できるだけ頻繁に彼らの力を利用し続けることである。

　セラピーにおいては,クライエントが,問題がありながらも自分の人生をより良くするために何かをしている時間を発見できるよう手助けしてほしい。複数の診断がついたクライエントと治療する時でも,この本でこれまで述べたことと,まったく同じやり方で関わることをお勧めす

る。まず，治療前の変化について質問することから始めよう。そして問題をどう切り抜けてきたかというコーピング・クエスチョンや，クライエントが事態をさらに悪化させないために何をしてきたかを尋ね続けよう。クライエントが「分かりません」とか「えー！自分なんかに奇跡は絶対起こるはずない」と言ってもあきらめずに，粘り強く好奇心をもってミラクル・クエスチョンをしてみよう。また，そのような反応の時には，「まだあなたの答えを聞いていませんよ」というクライエントへのサインを込めて静かに座って待つか，あるいはこのように尋ねてみよう。「想像してみてください。あなたの人生に起こる奇跡はどんなものでしょう？」その後スケールを使って，クライエントの次の小さなステップがどんなものか，具体的にする手伝いをしよう。セッションの終わりには，診断や専門家の恩恵をこうむらなくても，達成可能な解決を発展させているだろう。

グループ・セラピー

二つの診断名を持つクライエントと治療するセラピストには，個

臨床現場からの質問

「クライエントに，薬物療法とその副作用について話しますか？」

私たちは二人とも医師ではないので，薬物療法についてアドバイスをする資格や免許がありませんが，だからといってアルコール・薬物乱用の臨床現場でアドバイスをしないということではありません。私たちは，AAに参加して専門家づらした参加者から，「薬物療法をやめない限り，しらふじゃないさ」と言われて，混乱して戻ってきたクライエントたちと話をしてきました。

私たちのアプローチでは，この格言を思い出すようにしています。「人に魚を与えれば，今日1日の糧となるだろう。しかし，魚の取り方を教えれば，生涯の糧になる」薬物療法やその副作用に疑問を持っているクライエントと治療する時には，解決に焦点を当てたやり方で，「あなたは今まで，どうやって薬物療法への疑問に答えを出してきたのですか？」というような質問をし，この事柄についての専門家としてのクライエントの意見を求めます。クライエントが，賢明な決断を下すために自分に必要な情報をコントロールしているということは，自分の人生についても，より適切なコントロールができているということだと私たちは信じています。クライエントを悩ます疑問に，クライエント自身が答えを出せるような手助けがセラピストにできれば，生涯にわたる，より良いセルフ・コントロールへのドアを私たちが開けたことになるのです。

人療法に加えてグループ・セラピーをお勧めする。グループ・セラピーには以下のような利点がある。

1. クライエントと似たような問題を経験している人が集まる場を提供する。
2. 仲間との会話を通して，自分に起こっていることへの他の参加者の個人的反応から，人生経験が自分だけに分かる真実なのだと確認できる場を提供する。
3. グループの中での解決構築を通して，クライエントが自分の人生をより良くコントロールできている感覚を増す機会となる。これはポジティヴな自己評価を高めるために極めて効果的である。
4. 制約のあるグループ（例えばAAではアルコールのことしか話せない）のように型にはめられることなく，自分の人生についての話を他の参加者と分かち合うことができる。

最後に付け加えると，グループ・セラピーは，この特殊な治療状況において治療を行うセラピストにとって「実験室」になってくれる。こうしたクライエントは，非常に困難な生活環境を生き抜いてきた熟練者である。セラピー・グループにおける相助作用を通して，セラピストは，個人療法でどれだけ注意深く耳を傾けるよりも，何がうまくいくかをさらにもっと学べるだろう。そしてクライエントも，さまざまな問題に有効な道具，ある問題には有効で別の問題には逆効果になるかもしれない解決法をどう生かすか，薬物療法とその副作用とのつきあい方，セラピー（心理療法や薬物療法）に効果がない時にそれがどうやって分かるか，リソースをどう効果的に利用するか，というような多くの役立つ話題について，グループ中で他のクライエントのアイディアを聞くことができる。

危機介入

複数の診断を受けたクライエントの治療における大きな焦点は，入院や社会復帰施設入所の繰り返しを予防することにある。あるクライエン

トたちは一度つまずくと，完全にひどい状態に陥ってしまうことがある。これはしばしば危機として現われ，セラピーにおいて成し得たものをすべて無にしてしまったかのように思われる。しかし，決してそうではない。そのような場合でも，クライエントを入院させる代わりに，彼らがこれまでに危機的な状況を経験した時，自分が何をすることでそこから抜け出したのかを思い出してもらうことが重要である。クライエントにこのような質問をしてみよう。「すべきことで忘れていることは何でしょう？」「落ち着いた状態に戻るために，前回はどんなことが助けになりましたか？」クライエントが入院を望む時にも，まずこう尋ねよう。「入院は，どんなふうにあなたの助けになるでしょう？」そして次のように続けよう。「他のどんなことが同じような助けになるでしょうか？」複数の診断を受けたクライエントにとっては，病院や社会復帰施設から離れることが，自立心や達成感を強めていくために重要である。一度クライエントが自力で乗り越えることができれば，彼らが自分の人生を立て直すために，医療の「専門家」に頼ることが少なくなるだろう。

薬物療法中のクライエントとの関わり

我々が薬物療法に反対の立場をとっていると信じ込んでいる人たちから，よく質問を受けることがある。我々の観察によると，ほとんどのアルコール・薬物乱用者は本来「自己薬物治療家」であり，薬物療法が引き起こす生理的変化について，セラピストが教えられることよりも，もっとよく知っているようである。それにしても今日では，一般的な人たち皆が，そうなのかもしれないが。

ただ我々は，薬物療法こそが人生における問題への解決手段であり，薬物療法から受ける恩恵を受け入れることが自分の役割だとクライエントが思っていると，心配になってくる。より健康でより良くなるためにクライエント自身が積極的に関与し，それを自分の努力と見なすことができるように，薬物療法の経過中は以下のような質問を頻繁に尋ね

> **キーポイント**
> **変化を育てる**
> 首尾一貫した実践を続けると，小さな変化が大きな変化を導く。

てほしい。

- あなたにとって薬物療法がうまくいくように、どんなことをしていますか？
- 薬物療法以外に、もっとあなたのためになる、どんなことをしようと思っていらっしゃいますか？
- それができたのは、薬のおかげが何パーセントで、あなたの努力が何パーセントなのでしょう？
- 薬の効果を高めるためには、何をする必要がありますか？

こうした質問で始まる話し合いは、薬物療法を始めてすぐの頃から、その後の面接の間もずっと続ける必要がある。そうすることでクライエントは、気分良くなっていくために、自分自身が積極的な役割を果たす必要があることを繰り返し思い出すだろう。

事例：時々、カスタマーは障害申請要求書の中に隠れている

残念なことに、複数の診断を受けているクライエントは、概して収入を公的扶助に依存するようになる。このような人たちに飲酒問題がある場合には、障害給付金を受ける条件として、治療プログラムに参加する義務がしばしば課せられる。伝統的な治療における見方ではおそらく、こうしたクライエントは本当の変化への動機づけが低く、さらには給付金を続けてもらう条件として、断酒のような治療プログラムのガイドラインを遵守しているにすぎないと片づけてしまいがちである。確かに、断酒が治療の目標として正当なものであることには異論はない。しかし、強制がその目標へと導く効果的な手段とは考えにくい。時には治療者が問題をすべて「無視」して、問題がなくなってしまった時の自分の人生を、どうクライエントが描いているかに焦点を合わせるとよいだろう。以下は、ノームが30代半ばの男性と行った面接の抜粋である。クライエントは二つの要求をもってセラピーに来た。要求の一つは「精神賦活剤」を使った薬物療法、もう一つは障害申請書類へのサインだった。

ミラクル・クエスチョン

ノーム：ちょっと違う質問をさせてください。それは……今晩真夜中に，奇跡が起こって，あなたがここに来た問題が全部消えて，なくなってしまったとします。でも，この奇跡は真夜中に，あなたが眠っている間に起こるので，あなたは奇跡が起こったことを知りません。明日の朝，あなたが奇跡が起こったことに最初に気がつくのは，どんなことからでしょうか？

ビル：自分自身や状況に幸せを感じてて，事態もうまく進んでいるだろうな。

ノーム：いいですよ。では，ご自分が幸せだということが，どうやって分かるでしょう？

ビル：もっと責任を持てるようになっていて，いろんな場面でうまくやっていけるようになっているだろうよ。もっと幸せでさ。

ノーム：それで，もっと責任を持てるようになっていて，もっといろんな場面でうまくやっていけるようになっているご自分に気づいた時には，あなたは何をしているでしょうか？

　クライエントがいかに即座に未来形に切り替わって，問題のない生活について想像しているかに注意してほしい。問題がまったくないかのように，彼が少なくとも「演じている」時が，今確かに認識されているようである。

ビル：ちゃんと電話を受けるだろうな。こんなことは，これまで考えたこともなかったな。そう，電話をちゃんと受けてるよ。

ノーム：他には？

ビル：電話の応対ができたり，それから他のことも，郵便受けを確認したりもできるだろうよ。家の中の雑用もこなしてるかな。家具を磨いたり，庭の落ち葉掃きも。

ノーム：あなたがこの奇跡の日を過ごしていることに，他の誰が気づくでしょうか？

ビル：女房さ，彼女は俺がもっと調子が良いことから分かるだろうな。

ノーム：あなたがもっと調子が良いということに，奥さんはどんなことから気づくでしょうか？
ビル：俺は，もっとざっくばらんに彼女に話してるだろうな。

　ポジティヴで楽観的な会話を続けることで，クライエントは奇跡が起こった後の彼の生活がどんなものか詳細に描くことができた。さらに彼は，ただ改善していたというだけではなく，さらにこれからもっと改善していく可能性を示すような"例外的な"日が，既に幾日もあったことを語った。

HIV陽性のクライエント

　我々はHIV陽性やエイズのクライエントたちを治療しているセラピストのスーパービジョンを多く行っているが，一部のセラピストは，クライエントは**本に書いてある**ような死の迎え方をするものだと言い張る傾向がある。死についての伝統的なモデルでは，悲嘆の末の，もう避けられないという諦めや，受容の最初のサインを常に目指しながら，まず否認と取引のステージを見逃さないようにして，そして次にくる怒りと抑うつのステージで，行動化したり涙にくれるクライエントを力づけるようにとセラピストに教えている。

　エイズと共に生きたり，日和見感染^{訳注)}で死にゆく時に，そのための一つの正しい道というのはないと思う。セラピストの仕事とは，クライエントの助けになることである。そのために我々はいつも「今日は，どんなふうにあなたのお役に立てるでしょうか？」と尋ねる。クライエントとの間でのセラピストの立場を強調するため，あたかも彼らが初回面接に来ているかのように，ほとんどのセッションでこう尋ねる。「今日ここに来て，良い時間が過ごせたとあなたが思えるために，どんなことが話し合えたら良いでしょうか？」　この開かれた質問は，クライエントの限られた時間を尊重したいという思い，できることならどんなことでも援助したいという我々の願いを明確に伝えるための言葉である。

訳注：感染抵抗力の低下時，非病原微生物による感染が起ること。

インスーが会ったリズは,「商売女」と呼ばれる職業の, 人目を引く若い女性で, 数年前からエイズにかかっていた。インスーはできる限りの時間を使って, 男たち相手の日々の仕事の中で, この若い女性が生き抜いてきたスキルを探し出した。彼女は唯一の女友達の助けを借りて, いかに自分を大切にしているかを詳細に列挙した。何度か, そのようなつらい生き方はやめるようにというアドバイスも受けていたが, この仕事がリズにとって唯一の収入と自立の道だったので, 働くために自分が強くあらねばならないことを彼女は知っていたのである。インスーは, この若い女性の奇跡の起こった状態について尋ねた。彼女は自分にとっての奇跡は,「より良い死を迎えること」と答えた。インスーはこの現実的な答えに驚きながら, それはどういう意味かと尋ねた。しばらく考えてリズは, 母親が自分を「良い人間」だと最終的に分かってくれることだと述べた。彼女は17歳から母親に会っていなかった。というのも, リズは身近な人たちみんなから, お前はたちが悪くて取るに足らない人間だと言われ, 10代の頃に家出したのだった。

　インスーとリズはそれから, 彼女が実は「良い人間だ」と母親に分かってもらうために, 何をする必要があるかを話し合った。この若い女性はいくつかの選択肢を検討し, 本当は自分がいかに良い人間であるかということを, 手紙に書いて母に送ることをついに決心した。セッションの終わりにクライエントは, インスーに感謝を述べた。それは, 彼女がこれまで会ってきたセラピストたちが同じように言ってきた, 彼女が郷里に帰り, 乱暴に彼女に性的虐待を加えた2人の兄をはじめ, 家族に直面化してこそ穏やかな死を迎えられる, ということをインスーがリズに言わなかったことに対してだった。このクライエントは, 自分の心を知る豊かな感性と強さを備えており, 専門家のアドバイスに従うことを拒否していた。クライエントが自ら選び取り, 尊厳があり, 自尊心を保ち, 自分が納得したやり方で死を迎えることを認めることが, クライエントに敬意を表することになる。自分で決めた道を歩むリズを, 我々はいつも尊敬の念をもって思い返すことだろう。訳注)

　訳注：この事例は, 本書34頁にも紹介されている「より良い死の迎えかた（Dying Well）」（BFTC, 1992）である。

第13章
女性とアルコール・薬物使用

　嗜癖治療の分野では，回復期にある女性や女性特有のニーズに対し，かなり敏感になってきている。歴史的に見ても，アルコール・薬物乱用の研究と治療において，特にアルコールにおいては，まず男性のアルコール乱用者を男性の専門職が研究することが主流だった。こうした治療傾向は，男性文化において理解されるような方向へといくぶん歪められてきた。例えば，**直面化，否認を厳しく糾弾する，現実とは何かを話す**，というような伝統的な治療用語は，必要に応じて人は，自分の問題を強制によってでも直視すべきだという意図と固く結びついており，それは明らかに男性主体のアプローチである。しかし多くの臨床場面において，女性はそのような直面化させる治療を好まず，女性的なやり方で解決を求めるプログラムを好むことが示されている。

　女性のアルコール・薬物使用や乱用は，その関心や解決構築の仕方が男性とは大きく異なる。日本では，女性の飲酒者は「キッチン・ドリンカー」と呼ばれており，それは秘密から生じる恥ずかしさというだけではなく，隠れた問題の程度と性質も物語っている。暴力を振るったり，酔ってバーで喧嘩をしたりするような男性と違い，女性は誤用と乱用を隠して問題を内在化する傾向があり，人間関係や自己評価の破壊によって荒廃してゆく。我々が治療したある女性クライエントは，彼女にとっての夜について，「私はいつも一人ぼっちなの。いつも酒瓶と本を持って，ベッドにもぐり込むわ。私はみんなから自分を隠したいのよ」と語った。この言葉は間違っていなかった。彼女は最後に治療を受けた時，子供たちに会うことを禁じた治療に逆らったことで，「あばずれ女」と書かれた札を首から下げさせられていたのである。

　女性への治療は，女性特有のニーズに対して心配りが必要である。女性は，人間関係，人の世話をする役割，子育てへの責任に自分をより順応させているので，自分自身の人生を自分がコントロールできていない

という感覚が強い。そしてまた生活状況について自分自身を責めたり，非現実的で不当なまでに問題の責任を引き受ける傾向がある。金銭的問題と，その他の意思決定に関わるもめごとでぎりぎりの立場に置かれた時，女性はさらに傷つきやすくなり無力感を感じる。それゆえ治療プログラムは，こうした敏感な面に配慮して作られるべきである。このような心遣いのある最も良い方法とは，回復にはどんな援助が必要なのか，彼女たちに尋ねることである。それから彼女たちが必要としていることについて先入観を持たず，「行間の意味を読み取ろう」とはせずに（de Shazer, 1995），彼女たちの言葉に耳を傾けることである。

　女性に対しては，彼女たちの人間関係について尋ねることがとても役に立つ。女性は男性に頼りがちで，男性よりも自分の人生を形作ってゆくことに対して，自分ではどうしようもないという思いをより抱きがちである。一番大切な関係性に焦点を当てる質問をすると，自分の人間関係がどのようで，どんなふうに変えたいと思っているのかを，彼女自身が理解し始める。クライエントが達成可能な解決に注目し，今の関係をより健全にするために，彼女自身が既にやっていることは何かを引き出すような質問をしてほしい。ほとんどの母親たちにとって，子供との関係がもっとも大切なので，たとえ幼くとも子供たちが治療において果たす役割は重要である。これまでもずっと述べてきたように，クライエントの病理を扱ったり，否定的なレッテルを張ることは役には立たない。子供たちに，母親がいかに機能不全に陥っているかを話させるために集めても助けにはならない。子供たちが，母親を助け最善の状況にするために，どんなことをしているのかを見つけ出す方がより有益である。子供たちが，常に彼らにできる最善を尽くしていると信じ，それを続けてゆけるような行動を探し出してほしい。

　無力感，自分の人生に対するコントロール感の欠如や意思決定といったことは，女性にとってのテーマでもある。クライエントに何をすべきかを言うのではなく，質問によってこうした話題を提起することをお勧めする。どのような言い回しで質問するかに注意を払うことが大切である。例えば，以下のようなやり方でクライエントのコントロールの感覚について尋ね，耳を傾けてみよう。女性は人間関係の話題に敏感なので，

恥という問題

　近年，恥というテーマとそれがどのように問題飲酒の原因や結果となっているのかということについて，多くの論文や書物が書かれています。恥は多世代にわたるもので（Bradshaw, 1988），アルコール・薬物嗜癖だけではなく，「行動の嗜癖」をも引き起こします。この問題に対するこれまでの一般的な治療法は，それを外にさらけ出して語ることとされてきました。しかし，このアプローチには限界があるというのが我々の主張です。恥について繰り返し語ることは，時としてそれを強化し，悪化させることになります。私たちはいつも，クライエントに耳を傾け，セラピーの進め方を彼らから教えてもらうことで，クライエントが恥に対処するために助けとなる，より創造的な方法を彼らから学んできました。インスーが，自分の飲酒をとても恥じて，自らを「クローゼット・ドリンカー」と言った女性と治療した時もそうでした。彼女はクローゼットの中でお酒を飲んでいましたが，それは家族や親しい友人たちでさえ，誰一人知りませんでした。そのクライエントは，彼女にとってもっとも苦痛なことは，自分がどんな人間かが明るみに出ることへの恥ずかしさだと説明しました。インスーは，明るみに出ている彼女という人物と，彼女が考えていた自分の人物像との間に大きな違いがあることに，はたと気づきました。インスーはこの観察についてクライエントと共に検討し，すぐに話がまとまりました。この話し合いでは，もちろんしらふの生活も含め，どうやってこのギャップを埋めるかということに焦点が当てられました。

　恥は，クライエントの内的自己像と外的自己像との分離として見なすことができます。そして恥は通常，その内的自己像と外的自己像の隔たりをさらに広げてしまいます。治療上の課題は，これら二つの異なるイメージをどうやって結合させるかということになります。

　この恥についての考え方は，次のような質問へのドアを開きます。それは問題飲酒者が，飲酒が問題となる前（クライエントの二つの自己像がそれほどかけ離れていなかった時）は自分自身についてどう思っていたのか，あるいはどうやって自分の内的な自己像をもっと好きになれるかといった質問です。スケーリング・クエスチョンは，クライエントが今日どの状態にいるのか，次のスモール・ステップに進んだ時にはどんな違いがあるか，ということを正確に知るために役に立つでしょう。これは恥というテーマを扱う上で，はるかに楽観的で効果的な方法です。恥の根源を探るよりも，ギャップを埋めることの方がクライエントと共に治療しやすいことだからです。

以下の質問に多くの変化をつけて用いることが有益である注)。

1. あなたの夫に,「あなたが彼女と結婚生活を共にするのにふさわしい男性になるために,彼女のどんな助けが必要ですか？」と尋ねたら,彼は何と言うでしょうか？
2. あなたの夫は,あなたともっとコミュニケーションがとれるようになるために,あなたのどんな助けを必要としているでしょうか？
3. あなたの夫は,彼があなたにもっと話しかけるために,どんなことをあなたにして欲しいと言うでしょうか？
4. あなたの子供たちは,彼らにとって助けになっている,どんなことをあなたにやり続けて欲しいと言うでしょうか？
5. ほんの小さなことでも結構です,子供たちからどんなふうに助けてもらうことが必要でしょう？
6. あなたが健康でいるために,ご自分で続ける必要があることはどんなことですか？
7. あなたは,夫からどんな助けを必要としていますか？
8. あなたにとって助けになることで,彼ができる最初の小さなことは,どんなことですか？

臨床現場からの質問

「これはとてもシンプルなやり方ですね。この方法が,アルコール・薬物乱用のような複雑な問題に,どうやってうまくいくんですか？」

多くの人たちが,私たちの単純でシンプルな考え方に混乱を示します。また私たちの考え方はシンプル過ぎて,きっとアルコール・薬物乱用問題を否認しているに違いないという批判さえ聞きます。しかし,シンプルな考えの中にも,多くの複雑さが存在しています。

それでもなおシンプルであり続けるためには,多大な鍛錬と,頭をクリアにしておくことが必要です。ソリューション・フォーカスト・セラピーにおいては,たとえ複雑にからみ合った問題であっても,（クライエントや,間違った方向を見ているセラピストからしばしば見逃されているような）シンプルな解決から,解決に向かい始めると考えています。

注：我々の関係性についての定義は,伝統的なものも非伝統的なものも含んでいる。ここでは夫や妻といった伝統的な呼び方を用いているが,我々の質問はゲイやレズビアンだけでなく非婚姻関係にあるカップルにも有効である。我々はこうした関係性を支援しているし,皆さんにもそうして欲しいと願っている。

9. 彼が実際にそれらをやった時には，あなたにどんな違いが生じるでしょう？
10. 夫をあなたの助けになってくれる人にするために，一番良い方法はどんなことでしょう？

これらの質問が，他の人がどのように彼女を見ているか，彼女が周囲の人のどんな助けになれるのかについての，クライエントの考えを引き出していることに注意を払ってほしい。女性に自分一人ですべてやってゆくように強く要求するのは，彼女の強さを奪うことになるし，飲酒だけではなく対人関係においても，自分を落伍者のように感じさせてしまう不適切な考え方だろう。女性は人生を関係性の視点から見ている。つまり，それが彼女のアイデンティティであり，治療の初期にそれを奪い去るようなやり方はひどい仕打ちである。そうする代わりに，クライエントが自分自身は何者で，自分がどうなりたいのかという彼女独自の感覚を発展させるまで，彼女の強さと共に進んでほしい。そうすれば，「他人を優先する」傾向が，彼女が自分自身にとって良いことをする能力へと入れ換わっていくだろう。

> **臨床現場からのヒント**
>
> **ホリスティックなアプローチ**（訳注）
>
> クライエントの人生には，アルコール・薬物乱用以外にも，もっといろいろなことがあります。クライエントが，他の何に目を向ける必要があるのかに注意を払いましょう。そうした関わりは，クライエントが自分の人生にはアルコール・薬物乱用以外にも，もっといろいろなことがあるということに気づく助けとなります。セラピストが，その他の自分の人生にクライエントが目を向けるよう援助すれば，クライエントの強さと弱さの両方が見出されるでしょう。そして強さを，さらなる解決として利用してください。
>
> 訳注：ホリスティックとは，治療において全体論的な原則を取り入れることをいう。

事例：今も助けになっているグレタ

グレタは12年前に結婚してすぐに子供が生まれ，その時に仕事での成功はあきらめていた。彼女は，家にいて2人の男の子を育てることに専念した。8年前から夫が独立して仕事を始め，彼女は会計の仕事を手

伝うことになった。事業が拡大してくると，グレタができることよりもさらに高度なレベルの実務能力が必要とされた。グレタは，そのトレーニングを受けるために子供たちと離れるということは望まなかったので，夫の仕事の手伝いをやめることにした。事業は成長し，夫は成功によってさらに仕事に没頭し，エネルギーを注いだ。このころからグレタは飲酒を始めた。飲酒すると口論になり，夫は家に帰って酔っぱらった妻に会うことを避け，ますます仕事に没頭していった。家事や子育てもだらしなくなり，夫が離婚話をちらつかせた時に，とうとう彼女は治療を受けることにした。彼女は後に，この頃の自分はほとんどいつも霧の中にいるようで，解毒プログラムに参加すると承諾することがやっとだったと語った。解毒中，最初に彼女は子供に会いに行く計画を立てた。彼女に言わせると，子供たちは「私のすべて」だった。グレタは子供たちと共に過ごし，ただ楽しく遊ぶことだけに想いを集中させて，家に早く戻ることを急がなかった。

　我々はグレタに，前述のいくつかの質問を投げかけた。結婚生活を通じて常に大きな成功をおさめてきた有能な男性の妻が，どうやって夫を**助け**てきたのかという問いかけは，これまで誰からも尋ねられたことのない初めてのことだった。これらの質問に答えることで，グレタは結婚生活においてうまくやっている，有能な自分自身を見い出すことができたのである。

　女性についての問題の解決においては，以下のような独特の関わり方がある。
　1．周囲の人の意見を引き出し，一致を積み上げてゆくやり方をすること，
　2．常にギブアンドテイクで，話し合いを練っていくこと，
　3．直面化させるよりも，柔らかくなだめるようなやり方をすること，
　4．女性としての個人的な課題と，それにどんな個人的な意味があるのかに注意を払うこと，
　5．ためらい言葉を用いて，あいまいな話し方をすること。多くの女

性は，たぶん，そうかもしれない，〜かしら，というような言葉をよく使うものである。

女性には，女性特有の考え方や話し方があるので，最初の頃から関係性の質問やためらい言葉を用いることで，さらに女性たちに手を差し伸べることができるだろう。セラピストがクライエントの観点からすべてを見れば，治療はよりうまく進みやすくなる。

どうにもならないような時には，何をすべきか

我々の根気を試したり，スキルに挑戦してきて，そもそもどうして自分はセラピストになったのだろうと思わせるようなケースに，誰もが出会うことがある。自分自身を破滅させようと決心しているかのようなクライエント，周囲の人が（セラピストも含めて）どんなに頑張っても，手を携えて生きてゆくことができないように思えるクライエント，そういうクライエントに出会うと，セラピストは彼らに本を投げつけて，「自分の才能や人格や知性，それに未来をどうしてわざわざ捨ててしまうんだ！」と叫びたくなるような気持ちだろう。セラピストが，自分がやっていることや悪化についてだけ考えたり，「見込みのないケース」として簡単にさじを投げてしまう前に，もう一つの考え方を提案したい。

こうしたケースに直面した時にはいつも，今現在の彼女は破滅的であっても，それは彼女の人生における単なる一通過点かもしれないということを思い出すべきである。おそらく彼女には，未来に対するポジティヴで楽観的な見方を受け入れる準備ができていないのである。ひょっとしたら，明日はそれができているかもしれない。それは私たちには分か

臨床現場からのヒント

子供の世話と移動手段

多くの貧しい女性たちにとって，子供の世話と移動手段が，治療の成功を手に入れるための大きな障害となっています。プログラムにおいては，女性たちが治療に来るためには，子供の世話が必要だということを認識すべきです。そして，治療プログラムの一環として子供を預かるか，もしくは子供たちのための世話を提供してもらえるような，具体的で実現可能な計画をクライエントが作れるように援助する必要があるでしょう。

らないが。さらにもう一歩進んでいくために，次の場所に進み出す前段階として，今この場所に彼女がいるのだということを，セラピスト自身が思い出すことが重要である。彼女が次の場所へと進むためには，彼女がたった今いる所を通り抜けて行かなければならないのである。このような見方をすると，クライエントが今どのように破滅的であっても，彼女には今ここにいる必要があるということは明らかである。

　この考え方をすることで，彼女には時間が必要なことや，今彼女が自分に必要なことをしているのだということに，セラピストは敬意を払えるようになる。これこそが受容であり，"静かなる祈り"の本質である。

あとがき
困惑はセラピストの最良の表現

　私たちは，クライエントからびっくりするような話を聞くことがあります。ある話の時には，信じられないほど悲劇的で涙をさそわれ，またある話の時には，おかしくて大声で笑い転げそうになることもあります（そうはしませんが）。

　ノームのクライエントは投獄中に，機能不全家族の教育プログラムに参加しました。そこでは，家族依存，イネイブラー，ヒーロー，スケープゴート（身代り），ロストチャイルド，マスコットというような用語がよく使われていました。釈放にあたって彼は，自分が家族の「エスケーピング・ゴート（逃げるヤギ）」だと不満を語り，犯罪の横行する地域から逃げ出す時だという結論に至りました。彼の成功への計画は，町の北から南端に引っ越しをして，実業学校に通い，長い間付き合っているガールフレンド（彼女は，家族の好ましくない影響から「エスケープ（逃げる）」する彼の潜在能力を知っていたので，ずっと彼を支えてきていた）と結婚するというものでした。

　最後にインスーの話を紹介しましょう。彼女は面接の予約を11回すっぽかしたクライエントに会うことになりました。このクライエントは，コカイン使用について潔白を主張していました。ですから，治療を受けることでコカイン乱用をあばくという保護監察官の要求をかんがみれば，彼のすっぽかしも理解できることでした。クライエントがコカインの検査結果が陽性だったことを見せた時，インスーは，「あなたが誓って潔白だとおっしゃっているのに，検査が陽性だということをあなたはどのように説明なさいますか？」と穏やかに尋ねました。彼はかなり長い間黙り込み，ついに思いついたように答えました。仲間がぶらっと家に来て，ドラッグをやると言い張ったんだ，と彼は言いました。もちろん男たちはその時，彼の家にあったグラスを使って，水やビールや他のものを飲みました。彼は，そのコカイン仲間が使ったグラスを自分が使

ってしまったことで,コカインの検査が陽性になったとしか説明しようがないと語りました。インスーは困惑したような表情で尋ねました。「えーと,あなたはこの日に何が起こっていたのかまったく知らないんですよね。そんなことが起こったんだと,どうやって想像つくの？」クライエントはしばし言葉を失い,それから白状し始めました。そう,たぶん彼はほんの少しだけコカインを使ったのでした。

付　録

アルコール・薬物常用者解決資源ワークシート

名前_____ 日付_____

もしあなたがアルコールそして／または薬物をこれからも使うつもりならば，ここから始め，3，4をとばして5に進んでください

1. あなたが過量摂取したり乱用してしまうのもたやすいことなのに，今アルコール・薬物使用をうまくコントロールできているのはどんな時ですか？

2. それはどうやってやり遂げたのですか？（あなたがやり始めたことを3つ挙げてください）

あなたがアルコール・薬物使用をやめる決心をした場合には，ここから始めてください

3. あなたがアルコール・薬物を（さほど努力しなくても）使用できる状態であるにも関わらず，今拒否できているのはどんな時ですか？

4. それはどうやって達成しているのですか？（あなたがやり始めたことを3つ挙げてください）

5. それらの行動は，飲まないことや量を減らすことに，どんなふうに役に立っていますか？

6. あなたが改善しようとしていることに気づくのは他の誰でしょう？

7. その人たちは，改善するためにあなたがやっていることは，どんなことだと言うでしょうか？

8. 既にうまくいっていることを，あなたがさらにもっとやろうと決心したとします。そうしたら，あなたはこれからの3カ月の間，今していないどんなことをしているでしょう。

9. この改善が続いていることを裏づけるどんなことに，他の人たちは気がつくでしょう？

10. この改善を続けていくために，今日あなたはどんなことをしますか？

アルコール・薬物常用者の回復チェックリスト＆ワークシート

名前＿＿＿＿＿＿＿＿＿＿＿＿＿＿＿＿＿＿＿＿＿＿＿＿　生年月日＿＿＿＿＿＿＿＿

　それぞれの質問に答えて，いちばん当てはまる欄に「×」をつけてください。質問があなたと関係ない場合には，「全くない」の欄に「なし」と書いてください。

Ⅰ　アルコール・薬物使用をコントロールする／やめる （アルコール／薬物の使用を続けるつもりの人はここから始めてください）	全くない	1	2	3	4	5	いつも
1.　使用に限度を設けて，その限度を超えないようにできる							
2.　アルコール・薬物の使用を継続的に減らすことができる							
3.　ある一定の期間，使用をやめることができる							
4.　アルコール・薬物を乱用しそうな状況を避けることができる							
（使用をやめることにした人は，ここから始めてください）							
5.　アルコール・薬物を再び使用する誘惑に駆られそうな状況を避けることができる							
6.　アルコール・薬物のない生活スタイルを受け入れた							
7.　アルコール・薬物なしの生活を楽しむことができる							
8.　アルコール・薬物に繋がる自分の生活スタイルに気づける							
9.　アルコール・薬物を使用できる社交的な場でも，使わずに気分よく人付き合いができる							
10.　誰かがアルコール・薬物を使っている場から（自分の回復を守るために），立ち去ることができる。							

アルコール・薬物常用者の回復チェックリスト&ワークシート（つづき）

Ⅱ　感情的，心理的，身体的な健康状態	全くない	1	2	3	4	5	いつも
1. 自分の健康法のスキルを実践できる							
2. アルコール・薬物を使うことなくリラックスできる							
3. 身体的健康問題に注意を払える							
4. 過去に問題だったことをポジティヴに見ることができる							
5. 自分の感情を適切に表現できる							
6. 自分や他の人の失敗を許せる							
7. 定期的に運動をする							
8. （アルコール・薬物を使わずに）ストレスに対処できる							
9. ポジティヴな自己像を思い描ける							

Ⅲ　社会，家庭での機能状態	全くない	1	2	3	4	5	いつも
1. 他人の幸福に関心が持てる							
2. 家族メンバーに関心を持ち続けられる							
3. アルコール・薬物を使わずに，社会／家族の活動に携わることができる							
4. 家の雑用の手伝いができる							
5. 子育てに関する用事に参加できる							
6. 大切な人とコミュニケーションが取れる							
7. 人と協力して，問題を解決できる							
8. 家族／友人のサポートを求めることができる							

Ⅳ　仕事と生計に関する機能状態	全くない	1	2	3	4	5	いつも
1. 働きに行ける							
2. 仕事の能率を改善できる							
3. バランスのとれた家計を維持できる							
4. 課題を達成するために，うまく時間配分できる							
5. より良い自分のために，才能や能力を利用できる							

アルコール・薬物常用者の回復チェックリスト&ワークシート（つづき）

V　精神的な機能状態	全くない	1	2	3	4	5	いつも
1. 自分の未来について興味が持てる							
2. 穏やかな気分を体験できる							
3. 人生にポジティヴな見通しを立てられる							
4. 感謝の気持ちを持ち，それを伝えられる							

ゴール・ワークシート

大きな変化に繋がるような小さな進歩となる領域を（上記の左の中から）4つくらい挙げてください。

1 _____

2 _____

3 _____

4 _____

それらの領域での進歩が，あなたのアルコール／薬物使用にどのような違いをもたらすでしょう？

_____
_____
_____
_____
_____
_____
_____
_____
_____
_____

成功予想スケール

方法：以下の8つの内容について，あなたの臨床的な印象を答えてください

1. **クライエントは，セラピーでどんなことを達成したいのでしょう？**
   3 アルコール／ドラッグをやめる
   2 アルコール／ドラッグをへらす
   1 今のアルコール／ドラッグの使用による害を減らす
   1 その他

2. **クライエントのゴールは，セラピーにおいて実現可能な目標ですか？**
   3 はい
   2 はい，ただし修正が必要
   1 いいえ

3. **クライエント・セラピスト関係は何でしょう？**
   3 カスタマー関係
   2 コンプレイナー関係
   1 ビジター関係

4. **クライエントは，治療目標に到達するために利用できるリソースを持っていますか？（考える時間，エネルギー，お金，動機づけ，協力者，スキル）**
   4 多い
   3 いくらかある
   2 少ない
   1 まったくない

5. **クライエントは，治療目標に到達するために必要な変化を起こそうという気になっていますか？**
   4 今にでもやる気になっている
   3 いくらかやる気になっている
   2 すぐにやる気になるだろう
   1 今はまだやる気になっていない
   0 これから先もないだろう

6. **これまで解決のために試みたこと（これまでの治療も含む）は，現在の治療目標に応用できるとクライエントは思っていますか？**
   3 応用できる
   2 多少応用できる
   0 使えない

7. **それらのこれまでの解決の試みの結果，クライエントは成功を体験しましたか？**
   3 成功した
   2 多少成功した
   1 成功しなかった

8. **病理的に困難なことはありますか？**
   4 まったくない
   3 軽度
   2 中等度
   1 重篤

   _____ 合計点

ソリューション・フォーカスト・セッション・ノート

クライエント名＿＿＿＿＿＿＿＿＿＿＿＿＿＿＿＿＿＿＿＿＿＿＿＿＿＿＿＿＿＿
生年月日＿＿＿＿＿＿＿＿＿＿＿＿＿＿＿＿＿　ID＿＿＿＿＿＿＿＿＿＿＿＿＿＿＿＿＿＿＿＿＿

問題（クライエント自身の言葉の中での問題についての発言）
　初回面接の記録には，クライエントがセラピーに来ることになった問題を，クライエント自身の言葉で記述すること。セラピーに導入するにあたり，その問題の困難さについてのクライエント自身の評価についても記録する。2回目以降のセッションでは，取り組んでいる問題が同じ場合には，ただ「同じ」と記す。もしクライエントが別の問題について取り組むことにするならば，それについてもクライエント自身の言葉で記述すること。

例外／進歩（治療前の変化，例外，奇跡の日の行動，解決，事態が良くなっていることを示すもの）
　例外の詳細な記述を記録し，改善スケールでクライエントの自己査定を書き留めて，改善を記すこと。

メッセージ（コンプリメント，解決についての考え）
　コンプリメント，セラピストが提供した教育的情報，クライエントが発展させたり，セラピストが提案した解決像について記録すること。

ホームワーク（クライエントにとって新しいことや，もしくは既にうまくいっていることをもっとするといったことを含んだ課題）
　初回面接の記録には，その時出したホームワークを記述する。2回目以降のセッションでは，前回のホームワークの継続か，新しいホームワークの指示を出したかを，ここに記録すること。

日付＿＿＿＿＿＿＿＿＿＿　診断＿＿＿＿＿＿＿＿＿＿＿＿＿＿＿＿　セラピスト＿＿＿＿＿＿＿＿＿＿＿＿＿＿

ウイークリー・ワークシート

名前＿＿＿＿＿＿＿＿＿＿＿＿＿＿＿＿＿＿＿＿＿＿＿＿＿＿＿＿

　あなたの配偶者／両親／子供／友人／パートナーが，あなたが面倒に巻き込まれる心配をもうしなくても良いと思える時には，彼らはどんな違うことをしているでしょう？

1.

2.

3.

4.

5.

ウイークリー・ワークシート

名前_____

あなたが節度ある飲酒者である時には，適度に飲んでいるということが，どうやってご自分で分かりますか？

または

節度ある飲酒者であるためにはこれを守ればよい，とあなたが思う8つのルールを挙げください。

1.

2.

3.

4.

5.

6.

7.

8.

ウイークリー・ワークシート

名前＿＿＿＿＿＿＿＿＿＿＿＿＿＿＿＿＿＿＿＿＿＿＿＿＿＿＿＿

　あなたの人生を変えるような今回の体験（逮捕，裁判所への出頭，飲酒量の検査，カウンセリングなど）によって，きっと何かが違ってきたはずです。そうでなければ，この経験はただの忌まわしい出来事にすぎなくなります。違ってきた何かとはどんなことですか？　**そして**，違うということが，どうやってあなたに分かりますか？

ウイークリー・ワークシート

名前_____

　お酒を飲みたいという欲求のスイッチを切って，他のことをしている時には，あなたはどんなふうに違いますか？

カップル用回復チェックリスト

名前＿＿＿＿＿＿＿＿＿＿＿＿＿＿＿＿＿＿＿＿＿＿＿＿＿　生年月日＿＿＿＿＿＿＿＿＿

次の質問に答えて，一番適当だと思う欄に「×」をつけてください。もし質問があなたに無関係ならば「ほんの少し」の欄に，「なし」と書いてください。

	ほんの少し	半分以上	かなり
1. 家事の管理			
●家事／庭掃除を分担する			
●協力の意思を示す			
●不平を言わず，問題を解決する			
2. 生計の管理			
●金銭の使い方について意見が一致している			
●金銭の使い方を決めるやり方がある			
●生計上，自分たちにとって何が大切かという意見の一致がある			
3. 子ども／親戚について			
●子どもの教育について価値観が一致している			
●子育ての責任を分担している			
●子どもの活動（学校，スポーツなど）に参加する			
●相手の親戚から，自分が良いパートナーだと思われている			
4. 感情／関係性			
●協力的なセックスパートナーである			
●「ずっとこうしていよう」とお互いに思う／伝える			
●過去のことを過去として水に流す			
●パートナーでいる以上に私たちは友人である			
●敬意をもって異議を唱えることができる			
5. レクリエーション／娯楽			
●休暇，外出，娯楽の計画を一緒に立てる			
●一緒に過ごす時間をつくる（散歩，映画，夕食など）			
●しきたりや伝統的な行事を行う			
●笑い合える（自分のことも，そしてお互いのことも）			
6. 精神面			
●お互いの良いところと善意を信じている			
●この世界を離れて，もっと良いところに行きたい			
●未来へのポジティヴで信頼できる見通しを共に分かち合っている			
●自分たちが一人でいるより，一緒にいたほうが良いと信じている			

上のリストから，変化を創り出すようなちょっとした進歩がある領域を3つ記してください
1 ＿＿＿＿＿＿＿＿＿＿＿＿＿＿＿＿＿＿＿＿＿＿＿＿＿＿＿＿＿＿＿＿＿＿＿＿＿＿＿
2 ＿＿＿＿＿＿＿＿＿＿＿＿＿＿＿＿＿＿＿＿＿＿＿＿＿＿＿＿＿＿＿＿＿＿＿＿＿＿＿
3 ＿＿＿＿＿＿＿＿＿＿＿＿＿＿＿＿＿＿＿＿＿＿＿＿＿＿＿＿＿＿＿＿＿＿＿＿＿＿＿

　　このチェックリストはSteve de Shazer, Insoo Kim Berg, BFTC（ウイスコンシン，ミルウオーキー）の業績をもとに作成された。

監訳者あとがき

　本書の原題は「Solutions Step by Step」です。その表題通り，特別なアプローチを必要とされると言われているアルコール・薬物乱用問題に，ソリューション・フォーカスト・セラピー（以下SFT）を用いて解決を構築する方法が，この本にはステップ・バイ・ステップで丁寧に記述されています。ソリューション・フォーカスト・セラピーは，BFTC（Brief Family Therapy Center）のインスー・キム・バーグとスティーブ・ディ・シェイザーにより生み出されたアプローチですが，その特徴は，問題解決（Problem Solving）にではなく，"解決構築（Solution-Building）"に焦点が当てられていることにあります。BFTCではもともと，本書で述べられているようなアルコール・薬物依存症や児童虐待などにより，裁判所命令で面接にやって来たクライエントたちとのセラピーを主に行ってきており，このアプローチはそういった背景の中で生まれました。そして，一般的には治療に対する動機づけが低いと見なされ，経済的な事情も含めさまざまな困難を抱えたクライエントたちとの関わりの中で，「クライエント自身が解決する資源を持っている」という強い信頼に基づいたこのSFTが実際に成果を出してきたということを，まず読者の皆様の心に留めておいていただけたらと思います。

　最初に，皆様にお断りしておかなければならないことがいくつかあります。原著の第10章では，DWI違反者（飲酒運転により有罪判決を受けて免許取り消しとなった人）が，免許を再取得するために課せられているカウンセリングにおいてSFTを適用したやり方について述べられていますが，この章はコラムだけを残し，本文は省いています。また，その他の章のケア・マネジメントに関するもので，現時点の日本の状況においては無関係な部分は削除し，他の場面で応用できると思われる箇所は残してあります。これらにつきましては，インスーの了解を得て，

私の判断で編集いたしました。また「Substance Abuse」は通常は「物質乱用」と訳されますが，本書では「アルコール・薬物乱用」と統一させていただきました。

　特にアルコール・薬物問題のクライエントを専門にしているわけではない私がこの本の翻訳に取りかかろうと思い立ったのには，いくつかの理由があります。その最も大きな動機の一つは，「臨床現場からの質問」「臨床現場からのヒント」といったコラムを，ぜひ多くの方にお伝えしたいと思ったからです。この本を読み始められる時には，まずこれらのコラムだけを拾い読みなさることをお勧めします。「キーポイント」にはSFTの哲学・考え方が端的に述べられています。また「臨床現場からの質問」や「臨床現場からのヒント」には，私がワークショップでレクチャーしている時によく受ける質問と同じような問い（SFTを学び始めた方が抱く疑問は世界各国共通のようです）に対する具体的なアドバイスが記述されています。くしくも，インスーの日本語版へのまえがきにもあるように，これらはインスーとノームから，ソリューション・フォーカスト・セラピーを学ぼうという読者の皆様へ贈られた「宝物」です。これらに何度も目を通されると，SFTの哲学を理解する助けになることと思います。

　本書のユニークなことの一つに，ナイトメア・クエスチョンがあります。この本の中にナイトメア・クエスチョンを入れるかどうかについては，インスーとノームの間で唯一意見が合わなかった点で，それについて二人は何時間もディスカッションを続けたそうです。インスーとこの本について話し合った時に彼女は，「この質問法はノームが考え出したものですが，彼は体験上このナイトメア・クエスチョンが有効だと考え，飲酒癖を何とかするということにまったく関心がなく，ミラクル・クエスチョンをしても自分のこれからの人生にどのような違いが生じるかについてイメージできないクライエントに対してだけこの質問を用い，実際にその成果を実感しています。しかし私は，そのようなクライエントに対しては，スケーリング・クエスチョンに切り替え，そこからクライエントと協同できるものを探し出すようにしており，ナイトメア・クエ

スチョンを用いる必要性は感じません」とのことでした。蛇足ながらご参考までに，クライエントがミラクル・クエスチョンに対し「今とちっとも変わらないだろう」と答え，今のままで自分は何の問題も感じていないと語るような場合に，スケーリング・クエスチョンで展開する一例を挙げてみましょう。

セラピスト：1〜10のスケールで，あなたが今のままでやっていけるという自信がまったくないのを1，これからも大丈夫というのを10としたら，どのくらいですか？

クライエント：別に自分は困ってないから，8か9，いや10かな。

セラピスト：それはすごいですね。どんなことから，10くらい大丈夫と思われるんですか？
（クライエントがそれだけの自信をもっている根拠となる事柄をできるだけ詳細に尋ねましょう。クライエントの答えが，具体的で現実的なものとして引き出せたら，それをさらに続けていくということになります。そして関係性の質問を続けてみましょう）

セラピスト：あなたの奥さん（夫・親・上司など）がここにいたとします。私が彼女に「彼が今のままできっとうまくやっていくだろうというのを10，この状態が続くのはあなたにとって心配でたまらないというのを1としたら，今どのくらいでしょうか？」と尋ねたら，奥さんはいくつと言うでしょうか？

クライエント：彼女は，1か2と言うだろうね。

セラピスト：あなたの自信と彼女の答えとの差をあなたは，どのようにお考えですか？ 彼女が2か3くらい，もう少しだけ大丈夫と思える時には，どんなことが違っているでしょうか？

　これはあくまで一つの例であって，他にもいろいろな進め方があります。私自身はインスーが述べたように，ナイトメア・クエスチョンを使わずに，上記のようなスケーリング・クエスチョンや他の道を探す方法をとっています。というのも，ナイトメア・クエスチョンによってプロブレム・トークになり，そこから解決の文脈に戻していくことの方がより複雑で難しく感じられるからです。しかし長年アルコール・薬物乱用

のクライエントと関わってきたノームだからこそ，この質問がうまくいくと実感しているのでしょうし，読者の皆様もミラクル・クエスチョンをしても例外探しをしても，何をしてもお手上げという時には，試してみられてはいかがでしょうか。

　SFTについて既に学んでいらっしゃる方は，本書の中で「セラピスト・クライエント関係」について，カスタマー・タイプ関係とビジター・タイプ関係の二つしかないことにお気づきになったことと思います。「三つのセラピスト・クライエント関係」については，数年前からミルウォーキーのBFTCのトレーニングでもあまり語られなくなっています。インスーは，「（コンプレイナント・タイプと言われる）クライエントたちも，"何か"を望んでセラピストの所にやって来ているのだから，コンプレイナントという概念はあまり適切ではないと思いますし，我々はもうこの概念を用いません。それにとらわれないようにして下さい」と私信にて述べていました。これは，あくまでセラピストとクライエントとの関係性について記述したものですから，そこには両者が関与しており，それは1セッション中にも，また何回かの面接の流れの中でも変化していく可能性のあるものです。しかし，どうしてもそれが「このクライエントはビジターだから」というようなクライエントへのレッテル張りになってしまいがちのようです。ただ，ノームが本書で述べているように，この関係性の査定は，セラピストがクライエントの"一歩後ろから"添っているかどうかを知るために，とても有益な概念だと思いますので，ぜひレッテル張りではなく，より良い支援をするための助けとして用いていただきたいと思います。

　「臨床現場からの質問」の中にもありましたが，SFTは定型の質問がいくつかありますので，機械的に感じられる方も多いようです。しかし，インスーたちが答えているように，質問することが目的ではなく，それに対するクライエントの答えや，答えるためにクライエント自身が考えるプロセスが大切なことです。技法は，それを使うこと自体で効果があるというよりも，文脈の中でその価値を生むのだと思います。ですからSFTの質問も，解決の文脈の中で用いられたり，もしくはその質問から解決の文脈に流れていかなければ意味がなくなることでしょう。こち

らの質問に対するクライエントの答えは，彼らが示してくれた宝物です。その宝物を大切に受け止め，さらにクライエントの解決を積み重ねていくためにどのような質問を続けていくかは，その場でその瞬間にセラピストが工夫して見出し選択していかなければなりません。そういった解決構築のための文脈作りの例を，本書から参考にしていただければと思います。ついでに申し上げますと，「SFTの翻訳本は質問の日本語が英語っぽくて，どうもしっくりこない」といったご意見もよく伺います。できるだけ原著に忠実に訳そうという思いと，日本語としてこなれたものにということとのバランスを取るのは実際難しいことではありますが，「英語っぽい日本語」であったとしても，セラピスト自身がどういう目的でこの質問をするのかということをはっきりと分かって尋ねてさえいれば，クライエントにはちゃんと通じるようです。こちらが何を聞きたいのかという目的が明確であれば，仮にクライエントにとって分からなかった時には，彼らに理解しやすい他の質問に，セラピストが言い換えることも容易でしょう。

　本書はアルコール・薬物乱用に対するSFTの適用がメインに述べられていますが，アルコール・薬物乱用に限らず，過食症やギャンブル，買い物依存症など，その他の嗜癖問題へのセラピーにも応用することができます。また第11章のグループ・セラピーは，さまざまなグループや家族会運営などの参考にもなることと思いますので，アルコール治療に関わる方のみならず，幅広い分野のさまざまな職種の方たちに手にとっていただけたらと願っています。

　この「Solutions Step by Step」は，面接ビデオテープも出されています。著者であるインスーとノームがそれぞれ，飲酒問題等を抱えたクライエントと面接している場面が複数入っており，セッションのスタートから順を追って（ステップ・バイ・ステップで），分かりやすく解説されています。本書と共にこのビデオをご覧になると，雰囲気も伝わってきて，より具体的に理解しやすいと思います（英語ですが）。また本書の中に出てくる感動的な事例，エイズで間もなく死を迎えようとしている女性とインスーとの面接を録音した「Dying Well」も，BFTCのホー

ムページから購入申込みができます。このBFTCのホームページは，インスー・キム・バーグ，スティーブ・ディ・シェイザーの経歴や論文，コラム，ワークショップなどの時の資料もダウンロードできるようになっていますので，ぜひご参照下さい。

http://www.brief-therapy.org/

　最後になりましたが，この場をお借りしてお礼を申し上げたいと思います。インスー先生は，10年近く毎年福岡に来てワークショップをして下さり，そのおかげでSFTの哲学をじかに学び，毎回自分をリセットして学び続けることができましたし，本書の翻訳にあたっても，いろいろな助言を頂きました。公私にわたって常に暖かく支え続けてくださったインスー先生に，心からの感謝をお伝えしたいと思います。また訳者の先生方のご協力がなければ，この本を翻訳することはとてもできませんでした。インスーのワークショップの際にいつも通訳をお願いしている大澤・柿木先生をはじめ，その他の訳者の先生も皆様英語が堪能で，臨床の第一線でご活躍の方々です。先生方の手助けのおかげでEnglishphobiaの私が何とかこの困難な仕事をやり遂げることができました（ですから，本書の誤訳はすべて私の責任によるものです）。また，金剛出版の田中春夫社長には，いろいろご苦労をおかけし，その他私のいろいろなわが儘や相談を聞き入れていただきました。忍耐強くサポートし続けてくださったことに，心から御礼申し上げます。

ソリューション・ワークス
磯貝希久子

参考文献

Children's Protective Services. (1996). *A strategy for change.* Lansing, Ml: Family Independence Agency.

American Society of Addiction Medicine, Inc. (1996). *Patient placement criteria for the treatment of substance-related disorders* (2nd ed.). Chevy Chase, MD: Author.

Anderson, H., & Goolishan, H. (1992). The client is the expert: A non-knowing approach to therapy. In S. McNamee & K. J. Gregen (Eds.), *Therapy as social-construction* (pp. 25-39). London: Sage.（野口裕二・野村直樹訳（1997）ナラティヴ・セラピー．金剛出版）

Berg, I. K. (1994). *Family based services.* New York: Norton.（磯貝希久子監訳（1997）家族支援ハンドブック．金剛出版）

Berg, I. K., & Miller, S. D. (1992). *Working with problem drinkers: A solution-focused approach.* New York: Norton.（斎藤 学監訳／白木孝二・田中ひな子・信田さよ子訳（1995）飲酒問題とその解決．金剛出版）

Blackborn, C. (1995, November/December). Relapse and the family. *The counselor,* 11-20.

Bradshaw, J. (1998). *Bradshaw on the family: A revolutionary way of self-discovery.* Pompano Beach, FL: Pompano Beach Health Communications.

Bruner, C. (1995). *Child abuse and child protection.* Des Moines, IA: Child and Family Policy Center.

Cabié, M.-C., (1995). Psychiatrie adulte san lits [Adult outpatient psychiatry]. *Therapie Familiale,* 16 (1), 39-47.

Cantwell, P., & Holmes, S. (1994). Social construction: A paradigm shift for systemic therapy and training. *Australian & New Zealand Journal of Family Therapy,* 15 (1), 17-26.

DeJong, P, & Berg, I. K. (1997). *Interviewing for solutions.* Pacific Grove: Brooks/Cole.（玉真慎子・住谷祐子監訳（1998）解決のための面接技法．金剛出版）

de Shazer, S. (1985). Keys to solutions in brief therapy. New York: Norton.（小野直広訳（1994）短期療法 解決の鍵．誠信書房）

de Shazer, S. (1988). Clues: Investigating solutions in brief therapy. New York: Norton.

de Shazer, S. (1991). *Putting difference to work.* New York: Norton.（小森康永訳（1994）ブリーフ・セラピーを読む．金剛出版）

de Shazer, S., & Berg, I. K. (1992). Doing therapy: A post-structural re-vision. *Journal of Marital and Family Therapy,* 18(1), 71-81.

de Shazer, S. (1995). *Words were originally magic.* New York: Norton.（長谷川啓

三訳（2000）解決志向の言語学．法政大学出版局）

Foy, D. W., Nunn, L. B., & Rychtarik, R. G. (1984). Broad-spectrum behavioral treatment for chronic alcoholics: Effects of training controlled drinking skills. *Journal of Consulting and Clinical Psychology,* 52, 218-230.

Furman, B., & Ahola, T. (1992). *Solution talk: Hosting therapeutic conversations.* New York: Norton.

Haley, J., (1993). *On Milton Erickson.* New York: Brunner/Mazel.

Hester, R., & Miller, W. (1989). *Handbook of alcoholism treatment approaches: Effective alternatives.* New York: Pergamon.

Howard, K. I., Kopta, S. M., Krause, M. J., & Orlinsky, D. E. (1986). The dose effect relationship in psychotherapy. *American psychologist,* 41, 159-164.

Isebaert, L., & Cabié, M.-C. (1997). *Le croix comme ethique precis pratique de therapie dite "breve"* (Ethical choices in brief therapy). Paris: Toulous Eres.

Johnson, V. E. (1973). *I'll quit tomorrow.* New York: Harper & Row.

Martin, J. (1992). *Chalk talk on alcoholism* [Film]. Center City, MN: Hazelton.

Orford, J., & Edwards, G. (1977). *Alcoholism: A comparison of treatment and advice with a study of the influence of marriage.* Oxford: Oxford University.

Orford, J. (1985). *Excessive appetites: A psychological view of addictions.* New York: Wiley.

Sanchez-Craig, M. (1993). *Saying when: How to quit drinking or cut down.* Toronto: Addiction Resource Foundation.

Sobell, L. C., Sobell, M. B., Toneatto, T., & Leo, G. (1993). What triggers the resolution of alcohol problems without treatment? *Alcoholism: Clinical and Experimental Research* 17 (2).

Sobell, M. B., & Sobell, L. C. (1978). *Behavioral treatment of alcohol problems: Individualized therapy and controlled drinking.* New York: Plenum.

Talmon, M. (1990). *Single-session therapy: Maximizing the effect of the first (and often only) therapeutic encounter.* San Francisco: Jossey-Bass.（青木安輝訳（2001）シングル・セッション・セラピー．金剛出版）

Taube, C. A., Burns, B. J., & Kessler, L. (1984). Patients of psychiatrists and psychologists in office-based practice: 1980. *American Psychologist,* 39, 1435-1447.

White, M., & Epston, D. (1990). *Narrative means to therapeutic ends.* New York: Norton.（小森康永訳（1992）物語としての家族．金剛出版）

索 引

A～Z

AA
　　ソリューション・フォーカスト・
　　　セラピーとの共通点　47
　　——への紹介　40
EARS　68-71
SOAP記録　67

あ行

アセスメント（査定）
　　SOAP記録　67
　　アルコール・薬物乱用者の解決資
　　　源ワークシート　16, 23, 217
　　アルコール・薬物常用者の回復チ
　　　ェックリスト　17, 23-25,
　　　218-220
　　家族歴　136
　　クライエントが望むものの——
　　　18-21, 25-28
　　クライエント・セラピスト関係の
　　　——　19-21
　　解毒の——　127
　　常習再発者　124, 126
　　スケーリング・クエスチョンの利
　　　用　40-41
　　セッション・ノート　67, 222
アホーラ Ahola, T.　23, 82
「アルコール依存症についての講演」
　　Chalk Talk on Alcoholism　196
アルコール・薬物乱用者の家族／配偶
　者
　　怒りの感情　140-142
　　うまくいかないパターン　135
　　介入　43

グループ・セラピー　193-194
子供にとっての可能性　145-147
再発常習者の治療　126
資源となる家族歴の聴取　136
児童虐待の問題　142-145
紹介の手順　76
女性のクライエントと——　205
事例　147-148, 172-175
治療資源としての——　50, 133-
　135
治療に招く　136-137
——と治療する　139-140
——にとっての例外　31
変動的な組織としての——　137-
　138
ミラクル・クエスチョンの利用
　34-38
→「共依存（者）」「カップル・セ
　ラピー」も参照のこと
アルミー Almy, S.　193
アンダーソン Anderson, H.　177
怒り，クライエントの家族における
　140-142
イザベルト Isabaert, L.　55
一歩後ろから導く　20, 177
飲酒運転違反者 DWI offenders
　　動機づけ　30
　　ナイトメア・クエスチョン　191-
　　　193
インテーク／初回面接
　　記入用紙のデザインと方法　21
　　クライエントが望むものを査定す
　　　る　18-21
　　クライエント教育のためのビデオ
　　　22

クライエント・セラピスト関係
    20-21
クライエントの報告を信じる 18
終結の時を話し合う 72
常習再発者 125-131
事例 77-94
治療資源としての家族 134-135,
    136-137
――のためのクライエント用ワー
    クシート／チェックリスト
    16-17, 23-25
ペース 19
ウィルソン Wilson, Bill 47
エイズ／HIV 34, 202-203
エドワーズ Edwards, G. 52
エプストン Epston, D. 10
エリクソン Erickson, M. 20
援助を求める行動
    アセスメント 21-22
    最初のコンタクト 15, 17
    何を誰が望んでいるか 18-21
オーフォード Orford, J. 52
教えるのにふさわしい瞬間 53
恐れのないコミュニケーター（事例）
    61-62
オリンスキー Orlinsky, D. E. 71

か行

解決資源ワークシート 16, 217
解決の現実 177-181
介入 43
回復チェックリスト 17, 23-25
    カップル用―― 142, 227
    目的 23-24
課題
    一番良い―― 58
    契約 131
    コイン投げの課題 60
    事例 93-94, 114-118
    戦略的―― 58
    治療前の―― 15
    ――とは 58
    ――の一般的ルール 59

――の発達 58-60
――の前振り 63
夫婦に対する―― 60-62
よく出される―― 63-64
――を出す 62-63
カップル・セラピー
    回復チェックリスト 142, 227
    関係性の定義 207
    現実に関する衝突 177-178
    自宅での課題 60-62
    事例 148-172
    治療における不一致 39, 60-61
    ナイトメア・クエスチョンの利用
        44
    命令されて来たクライエント
        178-181
    →「共依存（者）」「アルコール・
        薬物乱用者の家族／配偶者」も
        参照のこと
カビー Cabié, M.-C. 10, 53
キャントウェル Cantwell, P. 20, 177
共依存（者）
    コイン投げの課題 122-123
    ――の臨床的概念 29, 121-122
    ミラクル・クエスチョンの利用
        36
    予測可能な行動の欲求 121
    →「アルコール・薬物乱用者の家
        族／配偶者」も参照のこと
記録の保存, セッション・ノート 67
グーリシャン Goolishan, H. 177
クライエントが嘘をつくこと 183
クライエント・セラピスト関係 18-
    21, 25-28
クライエントを病理的に見る 29, 50
クルーズ Kruse, M. J. 71
グループ・セラピー
    運営方法 184-186
    家族の―― 193-194
    グループのサイズと構成 186-87
    伝統的治療計画 184
    ――において話を促すためのゲー
        ム 188-191

——におけるパワーの分散　187-188
　　複数の診断を受けたクライエント　197-198
　　命令されて来たクライエントの——　191-193
　　利点　184, 198
　　ローリング・アドミッション　185
ケア・マネジメント　9, 41
　　雇用者の存在　57
　　ソリューション・フォーカスト・セラピーと——　24
ケイド Cade, B.　65, 144
ゲイやレズビアンの関係性　207
ケスラー Kessler, L.　71
結果
　　禁酒対節酒　52-54
　　クライエントの優先順位と——　53-54
　　予想　65-67
解毒　127
　　在宅での——　187
コーピング・クエスチョン　45-48
コイン投げの課題　60
　　共依存者と——　122-123
　　事例　103-117
子供
　　事例　172-175
　　——のためのスケーリング・クエスチョン　38-39
　　母親にとっての——　205, 210
　　問題飲酒者の——　145-147, 172-175
コプタ Kopta, S. M.　71
困難なケース　210
コンピテンシー・クエスチョン　189-191
コンプリメント　70, 93-94, 114-118

さ行

再発
　　逆戻り　73-75, 131-132
　　複数の診断を受けたクライエントへの予防　198-199
　　→「常習再発者」も参照のこと
裁判所の命令による治療　→「命令されて来たクライエントとの治療」を参照
サンチェ・クレイグ Sanchez-Craig, M.　53
死　202-203
視覚運動行動リハーサル　33
資金の問題　55
資源（リソース）　50
　　社会——の提供　131
　　女性との治療における子どもの役割　209
　　治療における家族の役割　133-135
　　——としての家族歴の聴取　136
自殺行動／念慮　39-40
児童虐待　142-145
児童保護サービス　143
自分で変わる人たち　10, 16
社会構成主義　176
　　——における現実　176-177
終結　71-73
　　——の基準　25
従順さと変化　185
紹介
　　AAへの——　40
　　常習再発者の——　132
　　手続き　75-76
障害申請　200
常習再発者
　　以前の治療経験　125-126
　　社会資源　131
　　社会的サポート資源　126
　　紹介　132
　　違うことを試みる　130
　　治療契約書　131
　　定義　124-125
　　——との初回面接　126-129
　　複数の診断を受けたクライエント　196

薬物治療　132
　　　→「再発」も参照のこと
女性のクライエント
　　　子供の世話と移動手段の問題
　　　　210
　　　困難なケース　210-211
　　　——特有のニーズ　204
　　　——と子供　205, 210
　　　——との関わり方　209-210
書類の記入　18
ジョンソン Johnson, V.E.　43, 49
診断的レッテル張り　29, 50
スケーリング・クエスチョン　38-41
　　　カップル・セラピーの事例　148-
　　　　151, 162-165
　　　事例　91-93, 95-96, 100-101, 104-
　　　　105, 110
スミス Smith, B.　47
成功予想スケール　66, 221
節酒　52-54
セラピスト自身の回復体験　66
セント・ジョーンズ病院（ベルギー）
　　　55
底つき　43, 45
組織化された構造　56
ソベル Sobell, L.C.　10, 16, 52
ソベル Sobell, M.B.　10, 16, 52
ソリューション・フォーカスト・セラ
　ピー
　　　EARS　68-71
　　　オーダーメイドでぴったりフィッ
　　　　トした解決　21
　　　家族療法の事例　147-148
　　　カップルの事例　148-172
　　　機械的になるのを防ぐ　68
　　　事例　77-118
　　　セッション・ノート　67, 222
　　　セラピストの考え方　20
　　　——とブリーフセラピーの区別
　　　　24
　　　——のシンプルさ　207
　　　よく形作られた解決　52
　　　霊的ということ　70

た行

タルモン Talmon, M.　16
断酒
　　　——対節酒　52-54
　　　段階的なアプローチ　130
地域健康計画　56
治療関係
　　　一歩後ろから導く　20, 177
　　　インテークにおける——　18
　　　カスタマー・タイプの——　19,
　　　　21, 28, 62
　　　クライエントの嘘　183
　　　常習再発者　130-131
　　　死を迎えつつあるクライエントと
　　　　の——　202-203
　　　治療的目標設定　25-28
　　　——と治療の態度　62
　　　——と変化　71
　　　ビジター・タイプの——　19, 20,
　　　　27, 62
　　　命令されて来たクライエントとの
　　　　——　179
治療期間　71-73
治療計画
　　　クライエントの参加　54, 55
　　　グループ・セラピー　184-186
　　　柔軟な組織化された構造　56
　　　紹介　75-76
　　　常習再発者のための——　125-
　　　　126
　　　女性の問題における——　204-
　　　　208
　　　組織化された目標　56-57
　　　伝統的なグループ・セラピー
　　　　184
　　　複数の診断を受けたクライエント
　　　　のための——　195-197
　　　メニューを選べるアプローチ（選
　　　　択モデル）　54-56
　　　問題解決アプローチ　195
　　　リソースの考慮　55
治療契約書　131

治療前の変化　15-16
治療目標（ゴール）
　　飲酒をやめるか減らすか　130
　　解決の現実を創り出す　177-181
　　クライエントの——　25-28, 30, 51
　　クライエントの——に対する見方を引き出す
　　　　事例　88-90, 96-97
　　　　ミラクル・クエスチョン　31-38
　　　　初回面接　16-17
　　　　スケーリング・クエスチョンの利用　40-41
　　　　保護観察官との関係　182-183
　　　　よく形作られた解決　52
ディ・シェイザー de Shazer, S.　10, 38, 196, 205
ディヤング DeJong, P.　10, 44
トーブ Taube, C. A.　71
動機づけ　30
　　——が見られない時　45
　　スケーリング・クエスチョンの利用　38
トネット Toneatto, T.　10

な行

ナイトメア・クエスチョン　41-45
　　グループ・セラピー　191-93
ナン Nunn, L. B.　53
入院
　　複数の診断を受けたクライエントの——を予防する　198-99

は行

バーグ Berg, I. K.　10, 19, 20, 38, 44
バーンズ Burns, B. J.　71
恥　206
ハワード Howard, K. I.　71
否認　44, 75
ファーマン Furman, B.　23, 82, 186
フェミニストの思考　70
フォイ Foy, D. W.　53

複数の診断を受けたクライエント
　　危機介入　198-199
　　グループ・セラピー　197-198
　　事例　200-202
　　治療計画と技法　195-197
　　問題解決アプローチ　195
　　薬物療法　197, 199-200
ブラックボーン Blackborn, C.　124
ブラッドショウ Bradshaw, J.　206
ブリーフセラピー　24
ブリーフ・ファミリー・セラピー・センター Brief Family Therapy Center　34
ブルナー Bruner, C.　143, 144
プログラムの発展　55-57
ヘイリー Haley, J.　20
ヘスター Hester, R.　52, 139
変化に気づくための質問　22-23
ベンゾジアゼピン　187
ホームズ Holmes, S.　20, 177
法的問題
　　児童虐待の通報義務　142-145
保護観察官の目標　182-183
ホリスティックなアプローチ　208
ホワイト White, M.　10

ま行

マーチン Martin, J.　196
ミラー Miller, S. D.　10, 19
ミラー Miller, W.　52, 139
ミラクル・クエスチョン　32
　　HIV ポジティヴのクライエントへの——　34
　　事例　81-88
　　治療技法　31-38
　　否定的な反応の時　35
　　複数の診断を受けたクライエントへの——　197
瞑想　50
命令されて来たクライエントとの治療　26, 37
　　共通の例外を探す　179-181
　　クライエントにとっての現実

　　　　177-178
　　クライエントの嘘　183
　　クライエントの信じられない話
　　　　179
　　ナイトメア・クエスチョンの利用
　　　　191-193
　　保護観察中のクライエント　182-
　　　　183
文字の読めないクライエント　16
問題解決アプローチ　9, 195

や行

薬物治療　132
　　——中のクライエントとの関わり
　　　　199-200
酔ったクライエント　72

「より良い死の迎えかた」Dying Well
　　（録音テープ）　34, 203

ら行

リックタリック Rychtarik, R. G.　53
リラクゼーション法　50
例外　9-10
　　治療的アプローチ　30-31
　　定義　30
　　二つのタイプ　30
　　命令されて来たクライエント
　　　　179-181
　　——を探す（事例）　90-91, 159-
　　　　161
霊性　70
レオ Leo, G.　10

監訳者

磯貝希久子(ソリューション・ワークス)

訳者一覧(五十音順)

大澤 智子(インターナショナル・カウンセリングセンター)
岡 留美子(岡クリニック)
柿木 里香(飯塚記念病院)
富賀見紀子(小郡まきはら病院)
藤岡耕太郎(八幡厚生病院)

解決へのステップ
アルコール・薬物乱用への
ソリューション・フォーカスト・セラピー

2003年7月20日 印刷
2003年7月30日 発行

著 者	インスー・キム・バーグ ノーマン・H・ロイス
監訳者	磯 貝 希 久 子
発行者	田 中 春 夫

印刷・平河工業社　製本・河上製本

発行所　株式会社 金剛出版

〒112-0005　東京都文京区水道1-5-16
電話03-3815-6661　振替00120-6-34848

ISBN4-7724-0791-X C3011　　©2003, Printed in Japan

家族支援ハンドブック
ソリューション・フォーカスト・アプローチ
インスー・キム・バーグ 著　磯貝希久子 監訳
Ａ５判　300頁　定価（本体4,400円＋税）

　本書は，困難な問題に取り組んでいるセラピストのために，面接の進め方とそのハウ・ツー，さまざまな状況への対応のアイデアを具体的にかつ事細かに紹介したワークブックとして作られた。現実的な解決のイメージを作り，日常生活の中の小さな例外を見つけ，それらを基に解決を築き上げてゆくプロセスが，危機的な問題や状況への援助に力を発揮することを示している。

解決のための面接技法
ソリューション・フォーカスト・アプローチの手引き
Ｐ・ディヤング／Ｉ・Ｋ・バーグ 著　玉真慎子・住谷祐子 監訳
Ａ５判　300頁　定価（本体4,400円＋税）

　解決志向ブリーフセラピーとは，問題や原因といった過去の問題ではなく，未来を志向する実践型心理療法であり，従来の問題解決アプローチとの違いを理論で理解するよりも，実際に解決構築の技法を使う方が難しい。その技法をどう面接に生かすのか豊富な会話例によって面接場面を記した本書は，実際に著者らとともに面接しているかのように学べるため，米国では格好の独習書としても利用されている。ブリーフセラピー入門書の決定版！

飲酒問題とその解決
ソリューション・フォーカスト・アプローチ
インスー・キム・バーグ，Ｓ・Ｄ・ミラー 著
斎藤学監訳／白木孝二・田中ひな子・信田さよ子訳
Ａ５判　330頁　定価（本体5,800円＋税）

　著者らは，クライエントの既にある「健康なパターン」を強調し，彼らの能力やユニークな背景を有効利用しながら，それぞれのクライエントに固有の「飲酒という問題」の解決にむけて共同作業を進めて行く。実用的でステップ・バイ・ステップ形式のハウツーを中心に書かれた，ソリューション・フォーカスト・アプローチの実践マニュアル。

ソリューション-フォーカスト・アプローチ
アルコール問題のためのミラクル・メソッド
S・D・ミラー，I・K・バーグ著／白木孝二監訳
A5判　196頁　定価（本体2,800円＋税）

　本書はアルコール問題への実際的で，革新的，効果的な治療の在り方を取り上げているが，ソリューション-フォーカスト・アプローチ（SFA）の基本的な手引きとなっているため，多様な問題に読み替えて利用することができる。本書を治療や援助に役立てることはもちろん，問題を抱えている人自身に実行してもらうワーク形式で書かれているため，クライエントやその家族も，セルフヘルプ・ブックとして十分活用できるだろう。

「治療不能」事例の心理療法
治療的現実に根ざした臨床の知
ダンカン，ハブル，ミラー著／児島達美，日下伴子訳
A5判　240頁　定価（本体3,400円＋税）

　本書には「解離性同一性障害（多重人格）」や「境界性人格障害」「妄想性障害」など面倒で，厄介で，病理が深く，克服できそうにない困難なケースが登場する。「治療不能」とみなされたクライエントたちに，いかに対応し，いかに治療可能にするのか？　本書の考え方は困難事例や難治事例，抵抗事例，治療不能事例に限らずあらゆる事例に対応しうるものであり，さまざまな学派に属するすべての実践家に，新しい観点を提供する。

心理療法・その基礎なるもの
混迷から抜け出すための有効要因
S・D・ミラー，他著／曽我昌祺監訳
A5判　200頁　定価（本体3,200円＋税）

　本書は心理療法の根底に流れる《基礎なる》有効要因を明らかにし，その実践方法を説いた刺激的な臨床実践書である。治療モデルの相違点ではなく，類似点に注目し，古典的文献と最新の臨床研究，そしてクライエントが回復していく過程とを重ね合わせることで，各セラピーに共通する本当の有効要因に迫る。それは，単なる統合アプローチでも，新奇なアプローチでもない，心理療法全域に普遍なものである。

児童虐待へのブリーフセラピー

宮田敬一編
Ａ５判　240頁　定価（本体3,400円＋税）

　本書は，主に福祉領域の最前線で活躍している執筆陣が，虐待の発見，相談，防止に，そして，過去の虐待体験の対処にブリーフセラピーがどのように役立つのかを，実際のケースとのかかわりをとおして詳述したものである。クライントの過去ではなく，現在・未来に，そして，病理ではなく，資源に焦点をあてるリーフセラピーの独自な考え方と技法がきわめて有用なアプローチの一つとなることを示す。

産業臨床におけるブリーフセラピー

宮田敬一編
Ａ５判　220頁　定価（本体3,400円＋税）

　今日，職場で働く人たちとその家族の健康を守ることが企業にとって重要な課題となってきた。コストと利潤が常に考慮される産業分野においては，短期で効果的なブリーフセラピーがきわめて有効な技法として活用されるのも当然であろう。本書は早くから企業の従業員を対象にしたセラピーを行ってきた経験豊かな著者らが，そこにブリーフセラピーを導入し一層の効果がえられることを，事例に基いて詳細に述べたものである。

医療におけるブリーフセラピー

宮田敬一編
Ａ５判　216頁　定価（本体3,600円＋税）

　「原因探し」から「解決」へ――ブリーフセラピーは，心理臨床，教育心理の場面だけでなく，医療分野にまで応用範囲が広がっている。本書は，その最前線からの実践報告であり，心身医療，精神科医療，老人医療，救急医療，矯正医療などの多様な分野から，摂食障害や不安障害，強迫性障害，心身症，アトピーなどの多彩な症例を集録している。
　新しい臨床方策を模索している治療者にとって，新しい視点を提供してくれる必須の書となろう。

ブリーフセラピー入門
宮田敬一 編
A5判　244頁　定価（本体3,700円＋税）

　ブリーフセラピーの基本的な考え方とさまざまな技法の実際がそれぞれ実践の中で活用している代表的な臨床家，研究者によってわかりやすく簡明に解説されている。
　さらにその具体的な事例が生き生きと描かれているので，過去の問題を問わず，現在とその解決に焦点を当てるといった，これまでの心理療法の発想とは全く趣を異にする新しい世界を，読者は生々しく追体験することができる。

ブリーフ・セラピーの原則
実践応用のためのヒント集
J・F・クーパー著／岡本吉生・藤生英行訳
四六判　208頁　定価（本体2,400円＋税）

　本書では，MRI（Mental Research Institute）や解決志向（solution-focused）によるアプローチをはじめ，短期力動的セラピー，対人関係的セラピー，認知行動療法，システム的／戦略的セラピー，等，現在の問題を査定しその問題の除去に力点をおくという'ブリーフサイコセラピー'の基本的な考え方と実践で役立つ多くのヒントを紹介する。「ブリーフ・セラピー」の基本原則を身につけるための実践的な入門書である。

よくわかる！短期療法ガイドブック
若島孔文・長谷川啓三著
四六判　208頁　定価（本体2,500円＋税）

　MRI派と解決志向派を「いいとこどり」の精神で統合した短期療法＝ブリーフセラピーのガイドブック。豊富な事例を紹介しつつ，セラピーに用いられるさまざまなコミュニケーションの技法を，すぐにでも実践可能な形で提供する。
　著者らの臨床経験はもちろん一般心理学などを援用した実証研究に裏打ちされた本書は，心理療法の新しい方向を示している。

●価格は消費税抜きです●

ナラティブ・ベイスト・メディスンの実践
斎藤清二・岸本寛史著　NBMの基本的概念からその使い方，量的研究，臨床に益する質的研究方法への転換など，あくまでも治療者の視点から語る。　4,200円

臨床家のための家族療法リソースブック
日本家族研究・家族療法学会編　学会の総力を結集して，家族療法の歴史・展開・臨床的な広がりをコンパクトにまとめ，歴史的基礎的文献を紹介。　4,200円

症例で学ぶ精神科薬物療法
テイラー，ペイトン編　佐藤裕史訳　臨床薬理の最先端から社会心理的因子までを取りあげ，具体的な症例に即し最新の精神科薬物療法の実際を解説。　3,800円

セラピストのためのフォーカシング入門
日笠摩子著　フォーカシングをいかにセラピストが用い，より効果的な心理援助をなしていくか。そのエッセンスを治療場面に生かすコツを説く。　3,200円

臨床心理学ノート
河合隼雄著　臨床心理学を実践と理論が結びついた世界として確立した著者が，一臨床家としての実際的にして実践的な論考をまとめた。　2,000円

非行臨床の焦点
生島浩著　新しい少年法のもとでの非行臨床現場の現状と実践課題に焦点を当て，さまざまな領域・対象への心理的援助の実際と問題点を詳述する。　2,500円

ミルトン・エリクソン
ザイグ，ムニオン著　中野善行，虫明修訳　劇的なコミュニケーションの達人であったエリクソンの生涯と治療技法を理解するための最適な入門書。　2,800円

精神疾患早期介入の実際
エドワーズ，マクゴーリ著　水野雅文，村上雅昭監訳　早期精神病への介入拠点を設立しサービスを展開するするための実践的なガイドブック。　3,500円

ロールシャッハ・テスト ワークブック(第5版)
J・エクスナー著／中村紀子・他監訳　包括システムの施行と解釈を正しく行うための，施行手順や注意点などを詳しく解説したガイドライン。　5,200円

精神療法家の仕事
成田善弘著　著者最新の「精神療法・精神療法家論」。現場で起こりうる具体的状況に即して，職業としての精神療法家の実情を明らかにする。　2,600円

箱庭療法　イギリス・ユング派の事例と解釈
J・ライス-メニューヒン著　山中康裕監訳　箱庭を用いた20年の治療経験をもとに，年齢や背景を問わずいかに箱庭療法が効果的であったかを示す。　2,800円

患者から学ぶ
「精神療法」編集部編　38人のベテラン治療者が，臨床生活の中で考えたこと，得たことをざっくばらんに語ったエッセイを収録。　2,600円

臨床心理学
最新の情報と臨床に直結した論文が満載　B5判160頁／年6回(隔月奇数月)発行／定価1,680円(税込)／年間購読料10,080円(税込，送料小社負担)

精神療法
わが国唯一の総合的精神療法研究誌　B5判140頁／年6回(隔月偶数月)発行／定価1,890円(税込)／年間購読料11,340円(税込，送料小社負担)